Docteur MONESTIER

DES

Rapports de la Mélancolie

de la

Neurasthénie et de la Paralysie Générale

Étude Pathogénique et Étiologique

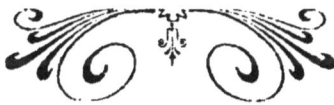

TOULOUSE

CH. DIRION, LIBRAIRE-ÉDITEUR

22, rue de Metz et rue des Marchands, 33

—

1911

Docteur MONESTIER

꧁❦꧂

DES
Rapports de la Mélancolie
de la
Neurasthénie et de la Paralysie Générale

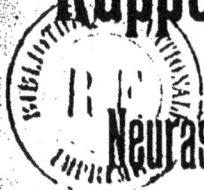

Étude Pathogénique et Étiologique

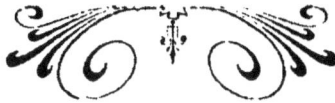

TOULOUSE

Ch. DIRION, LIBRAIRE-ÉDITEUR

32, rue de Metz et rue des Marchands, 33

—

1911

CHAPITRE PREMIER

Historique

La neurasthénie prémélancolique, et la neurasthénie préparalytique, ont été signalées et étudiées depuis longtemps. Leur histoire est déjà longue.

Les anciens auteurs, dans leurs descriptions de la mélancolie, font un tableau de la période du début, analogue au tableau de la neurasthénie de Beard : « Cela frappe dans Esquirol, Georget, Morel, Calmeil, Foville (Boissier). Dans tous leurs écrits, « on retrouve, comme le fait remarquer Boissier, non seulement les faits, mais les termes dont Beard s'est servi pour édifier sa névrose ».

La maladie de Beard une fois constituée, l'analogie entre la neurasthénie vraie et le début de la mélancolie est constatée et se formule.

On ne s'est pas borné à cette constatation, et l'on a été amené de bonne heure à voir entre la mélancolie et la neurasthénie, des liens plus ou moins étroits.

Nous n'avons pas l'intention de mentionner tous les auteurs qui ont traité des rapports de la neurasthénie et de mélancolie ; nous signalerons seulement les formules les plus représentatives des diverses opinions soutenues.

Pour certains, entre ces deux affections, neurasthénie et mélancolie, existe un rapport de cause à effet : la neurasthénie constitue une prédisposition à la mélancolie. Pour Beard lui-même, la neurasthénie prédispose à la folie et surtout à la mélancolie. Bouveret, Charcot, Féré, Déjerine, Krafft-Ebing, pensent également que la neurasthénie est une prédisposition à la mélancolie. Krafft-Ebing écrit : « La neurasthénie, de même que les autres névroses générales, constitue une puissante prédisposition pour la naissance de psychoses qui se développent épisodiquement ou comme terminaison : groupe psychonévrotique (mélancolie manie) ». « Ces mélancolies à base neurasthénique sont plus fréquentes que les manies à base neurasthénique. »

Certains auteurs vont plus loin et considèrent la neurasthénie, non plus seulement comme une simple prédisposition, mais comme une forme atténuée de la mélancolie. La mélancolie et la neurasthénie sont de même nature ; il n'y a entre elles qu'une différence de degré. Boissier (1894) écrit : « Pourquoi ne verrait-on pas dans la mélancolie, un stade d'aggravation éventuel survenant dans la névrose comme un incident épisodique non obligatoire, ou comme terme extrême amené par la persistance des causes provocatrices. » Et Lentz (1897) : « Il y a là tout un ensemble qui se tient et s'enchaîne, et à ce point de vue, l'on est en

droit de dire que ce ne sont pas les psychoses qui vien-
nent compliquer les névroses, mais bien, qu'elles font
corps avec elles ; elles en constituent un degré d'évolution avancée : si toutes ne le présentent pas, c'est que
toutes n'arrivent pas au terme de leur évolution.

Pour Serrigny (1898) les neurasthéniques « sont tous
mélancoliques, à des degrés divers il est vrai, mais
tous le sont. Dès lors le mot neurasthénique n'a plus
de signification précise, et si nous le conservons, il
ne sera pour nous qu'un moyen de masquer en cas de
besoin notre diagnostic réel, comme on affirme à un
phtisique arrivé à la dernière période de son affection
qu'il est atteint de bronchite chronique. Appelons
donc neurasthéniques nos malades atteints d'une légère mélancolie, ou ceux que nous ne pouvons quali-
fier ouvertement d'aliénés, mais sachons qu'au fond,
c'est affaire de mots et rien de plus ».

D'après Sollier, « la mélancolie peut être regardée
comme une simple forme de la neurasthénie si elle ne
dépasse pas un certain degré de dépression physique et
morale, ou au contraire être classée parmi les états
délirants, si elle revêt la forme hallucinatoire et
anxieuse... Il ne s'agit là que de degrés d'une même
maladie qui peut se manifester sous des influences
diverses, tantôt sous une forme non délirante, tantôt
sous une forme délirante. »

Pour d'autres auteurs, les deux syndromes mentaux,
mélancolie et neurasthénie « sont différents, mais cependant très voisins : en bas nous trouvons la névrose

pure, en haut la psychose, mais entre ces deux points extrêmes toute une série de gradations..... représentées par des formes mixtes » (Escudié), des associations de la mélancolie à la neurasthénie. Ces associations se font sous forme de succession (la neurasthénie précédant généralement la mélancolie, mais pouvant lui faire suite) ou de coexistence (neurasthénies mélancoliques et mélancolies neurasthéniques). (Escudié.)

**

Les opinions concernant la période neurasthénique préparalytique s'opposent diamétralement (du moins en général) à celles qui concernent la période neurasthénique prémélancolique.

Tandis que la période neurasthénique qui précède la mélancolie est considérée comme une neurasthénie vraie, légitime, la période neurasthénique précédant la P. G. est généralement considérée comme une pseudo-neurasthénie, comme un ensemble de symptômes neurasthéniformes ayant un substratum anatomique : la méningo encéphalite au début.

Tandis que l'on a fait ressortir les ressemblances, les analogies existant entre la mélancolie et la neurasthénie, jusqu'à voir entre ces deux syndromes une identité de nature si absolue que la mélancolie ne serait pour certains qu'une neurasthénie grave, l'on a cherché à établir des différences entre la neurasthénie et cette période pseudo-neurasthénique préparalytique, et toute l'attention des auteurs s'est concentrée sur ce diagnostic.

Les formes dépressives (neurasthénique et mélancolique) de la paralysie générale sont soupçonnées depuis longtemps. Willis (1675) avait remarqué la tristesse chez un malade paralysé. Calmeil (1825-1853), Falret (1853) ont fait des descriptions du paralytique général déprimé.

Mais la période prodomique neurasthénique de la paralysie générale, quoique entrevue par Morel (1866) n'est pas véritablement signalée jusqu'à Mendel (1880), Voisin (1879) et Burlureaux. Mendel signale au début de la paralysie générale, quelques symptômes que l'on peut rapporter à la neurasthénie.

Voisin est assez explicite. Après avoir décrit : névralgies, vertiges, étourdissements, il conclut : « Bref on trouve dans les prodromes de la P. G. tous les phénomènes que Krishaber rapporte à ce qu'il appelle la névropathie cérébro-cardiaque, et pour notre part nous ne sommes pas aussi rassuré sur le pronostic, que l'est Krishaber, lorsque nous voyons survenir ce cortège de phénomènes nerveux chez un individu prédisposé héréditairement à la folie » (1). Voisin et Burlureaux donnent une description assez nette de la neurasthénie prodromique de la P. G., sans lui donner cependant de

---

(1) Cité par G. BALLET, in *Semaine Médicale*, 22 novembre 1893 : La période prodromique à forme neurasthénique dans la paralysie générale.

dénomination, et font le diagnostic en se basant surtout sur l'affaiblissement de l'intelligence.

Roscioli (1888) donne deux observations et fait le diagnostic entre ce qu'il dénomme « la folie paralytiforme neurasthénique ou neurasthénie pseudo-paralytique » et la paralysie générale véritable, grâce aux signes suivants :

1° Obtusion et apathie profondes, plutôt que démence véritable ;

2° Embarras de la parole dû à une contraction spasmodique des masses musculaires linguales ;

3° Variabilité de chaque symptôme ;

4° Tendance de la maladie à évoluer vers la guérison.

Levillain (1891) fait le diagnostic de la neurasthénie et de la P. G. en se basant notamment sur « la mobilité et la fragilité des manifestations neurasthéniques, en particulier sur les troubles pupillaires qui présentent souvent le caractère transitoire, métastatique ou récurrent, et enfin sur ce fait que la réflectivité générale, ordinairement diminuée dans les maladies organiques, est le plus souvent conservée et même exagérée dans les maladies fonctionnelles comme la neurasthénie » (1).

Bouveret (1891) remarque, que les données étiologiques ne peuvent pas beaucoup servir au diagnostic différentiel de la neurasthénie et de la forme dépressive

___

(1) CLAPIER, *Diagnostic de la neurasthénie et de la neurasthénie prépuralytique*. Thèse de Bordeaux, 1908, page 12.

prodromique de la P. G. « puisque le surmenage du cerveau, cause commune de la neurasthénie, conduit également à la paralysie générale. L'hérédité névropathique prédispose aussi à l'une et à l'autre affection ».

Les tableaux cliniques ont des analogies, « mais si l'on peut observer dans les deux cas des symptômes analogues, cependant ces symptômes n'ont pas tout à fait les mêmes caractères » et Bouveret donne toute une série de signes distinctifs tirés de l'état physique ou psychique.

La même année, Bertin, dans sa thèse sur la paralysie générale dans les hôpitaux, fait le diagnostic entre la P. G. et les signes neurasthéniformes que l'on peut observer dans le cours de cette affection. Mais, comme le fait remarquer Clapier, étant donné que cet auteur « observait dans un milieu hospitalier, milieu dans lequel on voit surtout des paralytiques se trouvant déjà dans une phase relativement avancée de leur maladie... la période prodromique neurasthénique lui a échappé ».

Krafft-Ebing, en 1892 (livre jubilaire du cinquantième anniversaire de la fondation de l'asile d'Illenau) fait un diagnostic détaillé. Ce diagnostic ayant été résumé par Régis (neurasthénie et paralysie générale, *Presse Médicale* 1897) et par Clapier (thèse Bordeaux, 1908), nous renvoyons à cet article et à cette thèse.

Notons ici que, dans son *Traité Clinique de psychiatrie* (5ᵉ édition), Krafft--Ebing admet un rapport de causalité possible entre la neurasthénie vraie et la démence paralytique. Pour lui, la neurasthénie peut aboutir directement à la P. G. en déterminant des lésions organiques : « Il est hors de doute, dit-il, que la paralysie peut se développer à la suite d'une cérébrasthénie, quand les parois vasculaires ont une perméabilité anormale, et que, par conséquent, la névrose vaso-motrice du cerveau aboutit à une maladie organique. »

Fournier en 1893, puis en 1894, distingue la paralysie générale, de la neurasthénie, par la « triade symptomatique » suivante :

1°. — « Dans la cérébrasthénie : absence des grands symptômes qui caractérisent d'une façon nécessaire et décisive les affections organiques du cerveau (inégalité pupillaire, tremblement des mains, de la langue, etc., conceptions délirantes).

2°. — Dans la neurasthénie : multiplicité des symptômes étrangers à la scène usuelle des affections organiques du cerveau (douleurs de tout siège, lassitude, etc.).

3° Dans la neurasthénie : phénomènes morbides ne présentant que l'apparence et non la réalité des symptômes essentiels constitutifs de la paralysie générale (troubles statiques plus apparents que réels, tremblements intermittents purement émotifs, etc.). »

Ballet (1893) insiste sur la nature de la « neurasthénie préparalytique » comme il l'appelle

Dans certains cas, on peut avoir affaire « à la succession de deux états morbides, un état neurasthénique au début, sur lequel viendrait plus ou moins tardive-

ment se greffer la maladie de Bayle ». Le plus souvent
« le début de la P. G., c'est-à-dire celui des lésions
d'encéphalite, est contemporain des premiers symptômes neurasthéniques ». « Il y a identité de nature des
deux ordres de manifestations » Ballet étaie cette asser-
tion par les arguments suivants :

1°. — « Dans les cas où la phase neurasthénique a
été très courte, il est inadmissible qu'on ait eu affaire
à deux maladies associées. »

2°. — « Dans les cas où cette phase est prolongée,
les symptômes neurasthéniques, en dépit de quelques
rémissions passagères, vont s'accusant d'une façon
progressive jusqu'à l'apparition des signes décisifs de
la paralysie générale. Ils peuvent d'ailleurs persister
avec les caractères qu'ils affectent au début, alors que
ces signes sont devenus nets et manifestes. »

3°. — « On trouve dans la physionomie, la marche,
et l'évolution générale de la neurasthénie préparalytique, des caractères qui les distinguent d'avec ceux de
la neurasthénie simple, et portent à les considérer
comme des manifestations de l'encéphalite intersti-
tielle. »

« 1°. — Les stigmates, c'est-à-dire les signes perma-
nents de la neurasthénie (céphalée en casque, rachial-
gie, plaqué sacrée) font défaut.

2°. — Les douleurs névralgiques occupent dans le
tableau clinique une place très importante. Ces douleurs sont multiples, essentiellement mobiles, variables d'un jour à l'autre. Les descriptions imagées qu'en

font les malades, étonnent. Ce sont des douleurs qu'on n'a pas coutume d'observer.

3°. — Il se produit d'un moment à l'autre des modifications brusques dans l'état du sujet. Sans doute le neurasthénique est susceptible de se laisser distraire, et d'oublier temporairement les souffrances et la fatigue qui l'obsèdent, mais pas au même degré que le paralytique général ; il ne perd jamais complètement le sentiment de la réalité pathologique. »

Lœwenfeld (1894), outre les signes diagnostiques énumérés déjà par Krafft-Ebing, signale surtout les modifications pupillaires.

Magnan et Sérieux insistent également sur le diagnostic.

Pour Gross d'Heidelberg (1896) le début de la P. G. par une période neurasthénique est la règle (179 cas sur 189). En présence d'une neurasthénie survenant entre 30 et 50 ans chez un homme jusque là, sain, non nerveux, on doit soupçonner un début de paralysie générale.

Pour Tudson S. Bury (1896), les symptômes de la neurasthénie prodromique, ont un substratum organique : la méningo encéphalite. « Les névroses dites fonctionnelles dépendent fréquemment de lésions organiques et notamment les signes de la neurasthénie ne sont souvent que la première période de la paralysie générale ou d'une tumeur cérébrale ».

La même année, Levillain, reprenant la question du diagnostic qu'il avait traitée en 1891, écrit au sujet de la neurasthénie préparalytique : « 1°. — On est plutôt en présence d'un état neurasthéniforme que neurasthénique, évoluant spontanément sans cause connue. 2°. — On trouve associés d'autres caractères non communs au type de Beard, ou, prédominants certains symptômes, qui, par cela même, doivent éveiller l'attention et rendre circonspect ».

Régis (1897) (Presse médicale) fait un diagnostic très détaillé, et pose le problème de pathologie suivant : Les neurasthénies graves para syphilitiques, ne sont-elles pas des formes de transition entre l'état purement fonctionnel et l'état organique ? « La neurasthénie tardive de la syphilis ou neurasthénie para syphilitique de Fournier n'est pus une simple névrose, mais une sorte de prélude de la paralysie générale : c'est un pont jeté entre la syphilis infection originaire, et la méninge encéphalite terminale ; c'est un état de transition non fatal, mais critique, entre les lésions purement fonctionnelles et les lésions organiques, entre l'épuisement des éléments nerveux et leur altération anatomique ».

La même année, Klippel, dans son ouvrage sur les paralysies générales progressives, insiste comme la plupart des auteurs sur le diagnostic.

En 1898, il faut signaler un article de Hoche (Diagosticprécoce de la paralysie générale) où se trouve discutée la question du diagnostic différentiel de la P. G. au début, avec la neurasthénie ; et en 1900 un article de Timofeïew (Matériaux pour servir au dia-

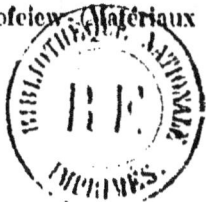

gnostic de la paralysie générale). Ce dernier auteur rapporte deux observations de neurasthénie certaine passant graduellement et imperceptiblement à la P. G , qui ne devient manifeste, que par les symptômes qui lui appartiennent en propre.

A l'article paralysie générale du traité de pathologie mentale, publié sous la direction de G. Ballet (1903) est signalée la complexité du diagnostic, dans les cas de neurasthénie tardive, chez un ancien syphilitique. «Il peut en effet s'agir soit d'une association de neurasthénie et de paralysie générale, soit d'une paralysie générale à masque pseudo-neurasthénique, soit d'une neurasthénie chez un ancien syphilitique, à forme pseudo-paralytique ». La liaison des symptômes neurasthéniques préparalytiques au processus de méningo encéphalite, est affirmée une fois de plus : « La neurasthénie n'est pas une maladie, c'est un syndrome d'origine étiologique diverse : parmi les causes étiologiques du développement de l'état neurasthénique, figure le début du processus paralytique, seulement la nature de ce processus imprime à l'état neurasthénique créé par lui, un cachet spécial, une modalité démentielle particulière » (Dupré).

Péridier (thèse de Lyon 1904 — Contribution à l'étude des formes dépressives de la P. G.) donne plusieurs observations de paralysie générale à début neurasthénique, et fait le diagnostic, en se basant sur ce que l'intelligence n'est jamais intacte dans la pseudo-neurasthénie paralytique.

En 1905, il faut mentionner un travail de Dercum, sur le diagnostic précoce de la paralysie générale. La base du diagnostic peut se résumer ainsi : chez le neurasthénique les symptômes sont surtout subjectifs ; objectifs chez le paralytique.

Au problème de la nature de la neurasthénie préparalytique, et de ses rapports avec la paralysie générale, Pétrazzani a donné récemment (1907), une solution toute nouvelle, inverse des précédentes. Pour cet auteur, la période prodromique préparalytique n'est pas une pseudo neurasthénie : c'est une vraie neurasthénie ; elle n'est pas due au processus de méningo encéphalite, mais aux causes mêmes qui provoquent ce processus de meningo-encéphalite. Le rapprochement n'est donc plus anatomique, mais étiologique. « Pourquoi, écrit-il, phase neurasthéniforme de paralysie progressive et non neurasthénie vraie et particulière qui aboutit à la paralysie ? Sur quels phénomènes incontestables s'est-on basé pour fixer un choix définitif entre les deux formules possibles d'interprétation ? La solution adoptée a-t-elle dans les phénomènes cliniques des bases si solides et si sûres, qu'on doive la retenir comme une chose jugée, et au couvert de toute critique et de toute suspicion ? »

« Lorsque la neurasthénie se développe chez les sujets parasyphilitiques, chez des héréditaires, chez des arthritiques ou des alcooliques, elle est suivie fort souvent de P. G. Ces faits permettent un rapprochement étiologique entre la neurasthénie et la paralysie générale ; la neurasthénie est ordinairement causée par une intoxication subaigüe ou chronique, exogène ou endogèn· d'origine gastro intestinale ; la P. G. peut être considérée comme déterminée par une intoxication subaigüe ou chronique, exogène ou endogène d'origine inconnue. »

En 1908, dans sa thèse sur le diagnostic de la neurasthénie et de la neurasthénie préparalytique, Clapier (auquel nous empruntons une partie de cet historique) conclut à l'impossibilité dans un grand nombre de cas du diagnostic symptomatique. Il convient alors pour différencier de la neurasthénie simple l'état neurasthénique prodromique, de se baser sur l'étiologie.

CHAPITRE II

La neurasthénie est connue de tous temps, sous les appellations de nervosisme, d'éréthisme nerveux (Dufau), de névropathie (Dougens), de névralgie protéiforme (Cerise), de névrose d'épuisement (Monneret), de névralgie générale (Valleix), d'irritation spinale (Stilling), etc.

Mais c'est seulement avec Beard qui en fournit une description méthodique, que la neurasthénie se délimite. Ce n'est pas pour longtemps. Peu à peu ses limites s'agrandissent. Elle englobe tour à tour l'hypocondrie, les formes atténuées de la mélancolie, les états obsédants, les idées fixes, les impulsions, etc.... et aussi imprécise que l'ancien nervosisme, prend la place de ce dernier. Elle devient comme lui « un assemblage de tous les états nerveux mal définis, de signification incertaine, et qu'on ne sait comment cataloguer ». (Raymond.)

Toutefois le terme de neurasthénie peut avoir une signification précise, si l'on enlève de ce groupement disparate la neurasthénie héréditaire de Charcot, la psychasténie de Janet, caractérisée par des symptômes spéciaux relevant d'une étiologie spéciale.

La neurasthénie peut alors se définir « un syndrome lié tantôt à un état fonctionnel, et tantôt à une maladie organique ». « Elle résule de causes variées, accidentelles, l'ordre physique ou moral, qui ont profondément affaibli le système nerveux ». « Il existe des états neurasthéniques, dus aux causes les plus différentes un type neurasthénique, un syndrome traduisant la souffrance générale du système nerveux, son instabilité, et qui se retrouve dans un grand nombre de maladies ; mais il n'y a pas à mon avis, de maladie nettement circonscrite que l'on puisse dénommer neurasthénie. » (Raymond.)

La nature de la neurasthénie ayant été ainsi définie, on peut se demander, si parmi les causes de la mélancolie et de la P. G., il n'en est pas un certain nombre susceptibles de provoquer le syndrome neurasthénique au début de ces affections, et d'expliquer ainsi sa présence.

On peut se demander si les neurasthénies prodromiques font partie de la maladie qui leur fait suite ; si la mélancolie, si la paralysie générale, peuvent véritablement être considérées comme une aggravation de la neurasthénie qui les précède.

Voyons donc rapidement les causes de la neurasthénie, de la mélancolie et de la P. G. Nous les analyserons plus loin en détail, et nous verrons si l'on peut établir un raprpochement étiologique.

Étiologie de la Neurasthénie

Le surmenage sous toutes ses formes constitue la cause la plus importante de la neurasthénie.

C'est l'influence du surmenage qui explique les conditions d'âge, de sexe, de profession, de milieu, etc. dans lesquelles la neurasthénie se développe.

La neurasthénie s'observe surtout de 20 à 50 ans, c'est-à-dire dans la période de la vie la plus active. Elle est plus rare chez la femme que chez l'homme. Elle s'observe surtout dans les professions où le travail intellectuel et les préoccupations sont considérables (commerçants, industriels, artistes, médecins, etc.). Elle sévit dans les grandes villes, où sont réalisées les conditions de la « vie intense ».

Le surmenage intellectuel et moral, souvent associés (travail joint aux préoccupations), jouent un rôle plus important que le surmenage physique. La neurasthénie « survient de préférence chez les sujets qui ont eu à fournir en un temps donné, une trop grande somme de travail cérébral, tout en ayant à compter avec les soucis et les déboires de la vie journalière ». (Riche.)

Dans cette association, le surmenage moral joue le plus grand rôle : c'est l'inquiétude au milieu de laquelle le travail a été accompli et non le labeur lui-même qui importe surtout. (Ballet.) Les émotions agissent sur la circulation encéphalique, plus que le travail intellectuel. (Mosso.) Aussi le surmenage moral peut agir à lui tout seul. La neurasthénie peut succéder à toutes les émotions dépressives : remords, jalousie, haine, envie, avarice, ambition, chagrins, déceptions (Bouchut).

Les causes morales peuvent exercer leur action d'une manière prolongée, ou brusque, à la façon d'un traumatisme (choc moral, frayeur subite).

Pour certains « c'est le surmenage moral qu'il faut incriminer dans l'action des maladies chroniques, dans la pathogénie d'un état neurasthénique surajouté. L'état d'infériorité qu'elles déterminent laisse deviner leur rôle. Certaines affections sont au premier rang à cet égard : les maladies des voies digestives, celles des organes génito-urinaires en particulier ». (Riche.)

Le surmenage physique comprend les fatigues de toutes sortes, professionnelles, génésiques, le manque de sommeil, les grossesses, etc.

Les causes physiques suivantes, que nous ne faisons qu'énumérer, jouent un rôle dont l'importance et le mode d'action varient avec les auteurs. Ce sont les infections aiguës (grippe, typhoïde), ou chroniques (syphilis) ; les intoxications exogènes (alcool, plomb, morphine, etc.), ou endogènes (diabète, arthritisme que l'on rencontre chez la plupart des neurasthéniques). Pour certains auteurs la neurasthénie est toujours le résultat de l'intoxication proprement dite, ou microbienne (Page).

Des maladies organiques diverses, surtout celles du

tube digestif (maladies de l'estomac, entéroptose, enté-
rite muco-membraneuse) et de l'appareil génital ; le
traumatisme (accidents de chemin de fer, explosions,
naufrages) jouent un rôle considérable et diversement
interprété, dans la genèse de la neurasthénie.

HÉRÉDITÉ

L'importance de ce facteur, en qualité et en quan-
tité, varie avec les auteurs.

L'hérédité manque souvent pour Beard, Charcot,
Levillain, Bouveret, Déjerine, etc. Pour d'autres au
contraire, elle constitue un facteur étiologique important (Regis, Cappelletti, Tanzi, Bianchi, etc.).

Le terrain de prédilection est l'hérédité arthritique :
on trouve dans les antécédents de 40 % des neurasthéniques des maladies par ralentissement de la nutrition
(goutte, gravelle, diabète, asthme) (Ballet).

Pour certains, l'hérédité neuro-arthritique suffirait à
elle seule à créer la neurasthénie.

Etiologie de la Mélancolie

HÉRÉDITÉ

La mélancolie rentre dans le cadre des psychoses
simples. On ne trouve donc pas chez les mélancoliques,
de tares dégénératives graves ; ils mènent une vie à
peu près normale jusqu'à l'apparition de la maladie

(Magnan). Il faut mettre à part les états mélancoliques que l'on observe dans la dégénérescence mentale, et qui empruntent au terrain sur lequel ils se développent, des caractères symptomatiques spéciaux qui empêchent de les confondre avec la mélancolie vraie (Masselon).

Toutefois, comme les autres psychoses, la mélancolie exige pour se développer, un terrain spécial, une prédisposition. On peut rencontrer dans les antécédents héréditaires, des manifestations du neuro-arthritisme, des psychoses (l'hérédité similaire rare pour les uns (Roubinovith-Toulouse) est assez fréquente pour d'autres (Ballet), Kræpelin note l'apoplexie cérébrale, la démence sénile et l'alcoolisme. On observe du nervosisme, l'hystérie.

La prédisposition quelquefois difficile à déceler dans les antécédents héréditaires, se manifeste dans les antécédents personnels du malade, dans le jeune âge et à la puberté. Les mélancoliques « ont toujours ou presque toujours eu un caractère sombre, avec tendance aux craintes exagérées, aux préoccupations, aux scrupules » (Masselon).

La mélancolie survient chez des individus à caractère triste, timides, timorés, scrupuleux (Régis).

AGE ET CAUSES PHYSIOLOGIQUES

La mélancolie apparaît de préférence de 30 à
40 ans (Ballet-Anglade). Pour Toulouse, Ziehen, Krœpelin, Capgras, Masselon, etc., la mélancolie est surtout fréquente dans l'âge avancé de la vie, au-dessus
de 45 ans, au moment de la ménopause et de la vieillesse. Elle serait due à l'involution sénile (Krœpelin-
Capgras).

Parmi les cas de mélancolie apparaissant tardive-
ment, « il en est qui ne sont que des modalités d'évolution de la démence sénile, tandis que les autres sont
des cas de mélancolie affective se produisant à un âge
un peu avancé de la vie, mais qui ne peuvent être dif-
férenciés de ceux qui appartiennent à une époque antérieure » (Masselon).

Pour Ballet « d'ordinaire quand l'affection atteint
des vieillards, on a affaire à un deuxième ou troisième
accès, le premier s'étant montré pendant l'adolescence
ou à l'âge mûr ».

La mélancolie est exceptionnelle dans le jeune
âge, et les états mélancoliques qu'on rencontre assez
fréquemment au moment de la puberté, sont en général liés à la démence précoce (Ballet-Masselon).

La grossesse, l'état puerpéral, agissant par l'intermédiaire d'infections ou d'intoxications, sont des causes
importantes de la mélancolie.

SEXE

La mélancolie est beaucoup plus fréquente chez la femme que chez l'homme (sur 1.000 femmes aliénés, 150 mélancoliques, sur le même nombre d'hommes, 37 mélancolies (Garnier).

CAUSES PSYCHIQUES

Elles ont été invoquées par les auteurs les plus anciens. Les émotions dépressives, les chagrins, les préoccupations prolongées, les déceptions de carrière, 'es émotions violentes, sont à l'origine de beaucoup de mélancolies.

Mais les chocs moraux étant nombreux dans la vie, et les états mélancoliques relativement rares, le choc moral ne peut créer la maladie que chez des sujets ayant une grande réceptivité morbide, soit par suite de l'hérédité, soit grâce à une cause somatique individuelle.

Le surmenage moral proprement dit, non seulement dans la mélancolie, mais dans la pathologie mentale en général, joue un rôle beaucoup plus important que le surmenage intellectuel : « L'homme peut travailler beaucoup de son cerveau sans fatigue et sans danger, à condition que son labeur si actif et si continu qu'il soit ne se complique pas des déceptions, des tortures, des angoisses, qui rompent l'équilibre et usent les ressorts de l'organisme le mieux trempé » (Ballet).

Le mode d'action de ces causes peut-être directement psychique : « Toute émotion ayant une tendance à désorganiser les synthèses normales, on peut concevoir que le choc émotionnel crée un état de dépression, et engendre ainsi l'état mélancolique » (Masselon). Ou bien les causes morales agissent en déterminant des perturbations nutritives, c'est-à-dire par l'intermédiaire de l'auto-intoxication.

CAUSES PHYSIQUES

Il faut signaler le surmenage physique, les fatigues, jointes à l'alimentation insuffisante, les traumatismes, notamment les traumatismes opératoires (Ballet). Ces causes n'agissent que si elles sont renforcées par la prédisposition, ou une autre cause, toxique, infectieuse, etc. (Masselon).

MALADIES INFECTIEUSES

Aigües. — Diverses maladies infectieuses aigües peuvent être suivies de mélancolie (typhoïde, grippe) ; mais elles donnent plutôt comme manifestations mentales, des états confusionnels.

Chroniques. — La tuberculose est parmi les maladies infectieuses, une de celles sur lesquelles se développe le plus fréquemment la mélancolie (Masselon). Dans les cas de tuberculose accompagnée de mélancolie, il faut toujours rechercher, si la tuberculose ne s'est pas développée chez un sujet déjà mélancolique.

La syphilis peut s'accompagner elle aussi de mélancolie. Il convient ici selon Masselon de distinguer deux groupes de faits : 1°. — Des cas de mélancolie vraie chez un syphilitique : on ne peut dire s'il y a relation entre la maladie somatique et le trouble mental. — 2°. — Accès de mélancolie chez les dégénérés : « la syphilis n'a pas tant agi directement, que comme simple phénomène de fixation des préoccupations habituelles » (Mass.lon).

INTOXICATIONS

« La mélancolie s'accompagne le plus souvent de signes d'auto intoxication surtout d'auto intoxication d'origine gastro intestinale » (Régis).

Il y a plusieurs sortes de rapports possibles entre les troubles gastro intestinaux et les phénomènes psychiques : 1°. — C'est l'auto intoxication qui crée la psychose. 2°. — C'est au contraire le psychose qui favorise l'auto intoxication. Clouston admet la possibilité de ces deux hypothèses, et distingue ainsi deux formes pathogéniques de mélancolie. 3°. — Il y a cercle vicieux, retentissement réciproque d'un facteur sur l'autre. Régis estime que l'on doit actuellement s'en tenir à la donnée suivante : « La mélancolie s'accompagne habituellement de toxémie surtout gastro intestinale, et cette toxémie paraît jouer un rôle plus ou moins important dans son étiologie. »

La mélancolie s'observe dans les affections du foie (Joffroy-Hammond), du rein, des organes génito urinaires, dans la goutte, le diabète. Elle peut coexister avec les altérations du corps thyroïde. Elle s'observe fréquemment dans l'artério-sclérose. Les cardiaques peuvent présenter des états de dépression mélancolique, avec anxiété et idées hypocondriques rattachables au trouble somatique.

Beaucoup d'autres causes ont été invoquées : « Il n''est pas, comme le dit Masselon, de maladie somatique sur laquelle ne puisse se greffer la psychose, aussi peut-on dire qu'aucune de ces affections ne joue un rôle plus particulièrement important, dans l'étiologie de l'affection. ».

Étiologie de la Paralysie générale

HÉRÉDITÉ

L'influence de l'hérédité comme forme et comme importance varie beaucoup avec les auteurs.

Pour les uns, la paralysie générale relève de l'hérédité nerveuse ; elle rentre dans la famille névropathique (Féré). C'est une maladie par tare héréditaire, dégénérative (Joffroy, Nœke, Rogues de Fursac, etc.), et l'on rencontrerait chez les paralytiques généraux, les stigmates physiques et psychiques de la dégénérescence.

Pour d'autres auteurs au contraire, la paralysie générale « n'aime pas le terrain névropathique » (Régis, Mendel, Magnan). L'hérédité psychopathique « ne fait sentir son influence que dans la genèse de certains troubles délirants surajoutés » (Magnan, Sérieux). Elle relève de l'hérédité congestive, arthritique, cérébrale. (Baillarger, Doutrebente, Ball, Régis, Lemoine, etc.). Pour Mairet et ses élèves Vires, Bellot, cette forme d'hérédité serait, avec l'alcoolisme personnel, le facteur le plus important de la paralysie générale.

La paralysie générale se développerait très rarement chez les sujets atteints d'une névrose constitutionnelle (Magnan et Sérieux, Régis, Auchier, Carrière, Robert, Archansky, etc.). « Tandis que la P. G. s'accompagne de façon courante de toutes les manifestations possibles de névroses symptomatiques (épileptiformes, neurasthéniformes, hystériformes, choréiformes), par une sorte d'anomalie paradoxale, elle ne frappe que très peu, quoi qu'on en puisse dire, les sujets foncièrement atteints dans leur forme clinique bruyante et grave, d'épilepsie, de neurasthénie, d'hystérie, de chorée » (Régis).

On rencontre parfois, surtout dans la forme juvénile, l'hérédité similaire (Bayle, Calmeil, Pinel, Brierre de Boismont, Régis, etc.) ou presque similaire (tabes), ce qui indique l'action de l'hérédo syphilis.

Les causes déterminantes doivent être cherchées non dans les antécédents héréditaires du paralytique général, mais dans ses antécédents personnels. Elles se résument en une seule ; l'intoxication, qui englobe outre les intoxications proprement dites, les maladies infectieuses aiguës ou chroniques, qui agissent par voie d'intoxication.

SYPHILIS

Toutes ce scauses n'ont pas une valeur égale : malgré les divergences des auteurs, on peut dire que la syphilis est le facteur étiologique le plus important de la paralysie générale.

Ce rôle est prouvé par des arguments tirés de la statistique, de la clinique et de l'anatomie pathologique. Nous en résumerons seulement (d'après Dupré in G. Ballet) les principaux :

Fréquence de la paralysie générale chez l'homme, souvent syphilitique. Rareté chez la femme moins souvent syphilitique. Cette disproportion s'atténue dans les milieux où les chances d'inoculation tendent à s'égaliser pour les deux sexes.

Rareté dans les milieux où la syphilis est relativement moins fréquente (habitants des campagnes, femmes des classes riches, religieux).

On trouve dans les antécédents des paralytiques généraux, au moins huit fois sur dix la syphilis. On trouve dix fois plus souvent la syphilis dans les antécédents des paralytiques généraux, que dans ceux des autres aliénés.

Fréquence de la paralysie générale conjugale ou de P. G. et tabes conjugaux. 60 % des cas de P. G. juvénile surviennent chez des hérédo-syphilitiques.

On retrouve chez les descendants des paralytiques généraux les manifestations nerveuses de la syphilis héréditaire.

Résultat négatif des inoculations de syphilis chez les paralytiques généraux.

Fréquence du signe d'Argyll Robertson (stigmate de syphilis cérébrale) chez les paralytiques généraux.

Cas dans lesquels il y a association des lésions de P. G. aux lésions de syphilis cérébrale.

Nous ne ferons qu'énumérer les principaux autres facteurs étiologiques de la paralysie générale.

INTOXICATIONS

Alcoolisme. — Pour les uns, il suffirait à engendrer la maladie, pour d'autres il ne fait que mettre en jeu la prédisposition vésanique ou arthritique.

Saturnisme. — Alcooliques et saturnins pourraient passer du syndrome curable et régressif dit « pseudo-paralysie générale » au syndrome incurable et progressif de paralysie générale vraie. *Pellagre.*

INFECTIONS

Les principales infections aiguës ou chroniques incriminées comme causes de la paralysie générale, sont, en dehors de la syphilis : le paludisme (Obersteiner, Kræpelin, Marandon de Montyel), la grippe (Régis), le rhumatisme (Pierret Contesse), la fièvre typhoïde (Christian), l'érysypèle (Baillarger), la tuberculose, etc.

CAUSES PHYSIQUES

Traumatisme. — Ses rapports avec la paralysie générale peuvent se résumer ainsi : « Le traumatisme

peut aggraver une paralysie générale préexistante »
(Régis). Le traumatisme peut favoriser et même déter-
miner la paralysie générale chez un syphilitique
(Régis). Le traumatisme pourrait, pour quelques au-
teurs, créer à lui tout seul la paralysie générale
(Vallon).

SURMENAGE

Le surmenage sous toutes ses formes, souvent com-
binées : physique (travail manuel, excès vénériens,
veilles, etc.), intellectuel et moral, agirait en provo-
quant le fonctionnement exagéré de l'axe cérébro-spi-
nal (Magnan, Sérieux) ou par intoxication.

CHAPITRE III

Rapprochement Étiologique de la Neurasthénie et de la Mélancolie

I , fréquence d'association de la neurasthénie à la mélancolie, sous forme de succession ou de co-existence, a amené divers auteurs — comme nous l'avons vu dans l'historique — à voir entre elles des rapports de cause à effet, et même à les considérer comme de nature identique.

On peut admettre, que la fréquence d'association de la neurasthénie à la mélancolie, est due à leur commune étiologie, à leurs causes communes, lesquelles aboutissent à deux états morbides différents.

Ainsi donc, suivant les auteurs, les rapports de la neurasthénie et de la mélancolie peuvent être les suivants :

La mélancolie qui se développe parfois à la suite de la neurasthénie, peut être considérée :

1°. — Comme une neurasthénie aggravée : étiologie commune, à action superposée.

2°. — Comme une conséquence de la neurasthénie : étiologie commune, à action convergente.

3°. — Comme une affection totalement différente : étiologie commune, à action divergente.

C'est cette dernière opinion que l'étude étiologique de la mélancolie et de la neurasthénie semble démontrer.

L'aspect, la nature des causes déterminantes, se projette en quelque sorte dans la symptomatologie de la neurasthénie. Le surmenage entraîne une asthénie d'abord physiologique, susceptible de disparaître par la suppression des causes provocatrices : la neurasthénie est constituée par la fixation, l'installation durable de cette asthénie — devenue ainsi pathologique — par suite de l'épuisement réalisé des centres nerveux. Le surmenage entraîne donc directement la fatigue, c'est-à-dire un phénomène de déficit, une modification *quantitative* dans l'activité nerveuse en général, un état d'asthénie primitive, sur le terrain duquel peuvent se développer certains symptômes secondaires d'ordre volontaire et affectif (phobies, obsessions).

Il n'en est pas de même pour la mélancolie. Les mêmes causes déterminent des modifications *qualitatives* dans l'affectivité de l'individu, des phénomènes de déviation fonctionnelle, un trouble primitif de l'affectivité, auquel fait suite un état d'asthénie secondaire et proportionné à la douleur morale.

Passons d'abord en revue les facteurs étiologiques

communs à ces deux états morbides, nous en verrons plus loin les effets.

CAUSE PRÉDISPOSANTE — HÉRÉDITÉ

L'hérédité de la mélancolie et de la neurasthénie est très variable comme nature et degré d'action.

On trouve des hérédités chargées, aboutissant à la création de la « mélancolie chez les héréditaires » ; mélancolie qui revêt du reste des caractères symptomatiques spéciaux, une allure spéciale, qui empêchent de la confondre avec la mélancolie proprement dite.

On trouve des hérédités chargées, aboutissant à la création de la neurasthénie constitutionnelle, qui, du fait même de cette hérédité chargée revêt des caractères si spéciaux, que sous le nom de Psychasthénie, elle est exclue par beaucoup d'auteurs du groupe des neurasthénies proprement dites.

Ici, c'est l'hérédité qui fait tout ou presque tout ; le rôle des causes occasionnelles est réduit au minimum.

Il y a d'autre part des hérédités faibles, aboutissant à la mélancolie affective proprement dite, à la neurasthénie proprement dite ou neurasthénie dite accidentelle : Ici la cause occasionnelle joue le rôle prépondérant. Le terrain neuro arthritique est le terrain de prédilection de cette mélancolie et de cette neurasthénie.

CAUSES DÉTERMINANTES

1. — Causes somatiques

Traumatisme. — Il joue un rôle assez considérable dans la genèse de la mélancolie et de la neurasthénie. Son mode d'action peut être physique et psychique. Physique : le trauma agit par l'ébranlement physique imprimé au système nerveux. Psychique : le trauma entraîne un ébranlement psychique résultant de l'émotion choc, ou des émotions consécutives.

Surmenage physique. — Fatigues de toutes sortes, professionnelles, génésiques, manque de sommeil, etc.

Surmenage sexuel. — Il joue un rôle restreint. Le surmenage sexuel est d'ailleurs très relatif. Il faut noter du reste que le neurasthénique lorsqu'on l'interroge, a une tendance à exagérer ses excès sexuels, et à leur attribuer sa maladie.

Surmenage physique proprement dit. — Il joue également un rôle assez peu considérable ; comme le surmenage intellectuel, il n'agit guère que s'il est accompagné de préoccupations.

Mode d'action. — Il débilite l'organisme et détermine des phénomène d'auto-intoxication.

Intoxication. — Les intoxication aiguës ou chroniques, exogènes ou endogènes, microbiennes ou non microbiennes, jouent un rôle très important dans la genèse de la mélancolie et de la neurasthénie (grippe, typhoïde, syphilis, troubles gastro intestinaux, hépatiques, artério-sclérose, etc.).

Mode d'action. — Direct : Imprégnation de l'écorce par les toxines. Indirect : On peut parfois incriminer le surmenage moral, les préoccupations, dans l'action de certaines maladies chroniques susceptibles d'agir d'autre part par intoxication (syphilis, etc.).

2. — *Causes psychiques*

Surmenage intellectuel. — Les auteurs sont à peu près d'accord pour lui attribuer soit pour la mélancolie, soit pour la neurasthénie, un rôle beaucoup moins considérable que celui des causes morales, des émotions, dont nous allons voir le mode d'action en détail.

De cette revue rapide, il ressort que :

1° Les diverses causes peuvent agir par l'intermédiaire d'autres, de nature très différente : ainsi le traumatisme qui agit en grande partie par l'intermédiaire du choc émotif qui l'accompagne ;

2° Les causes vraiment déterminantes se réduisent à deux grands groupes, les intoxications et les émotions. Selon les écoles, les divers auteurs attribuent le rôle prépondérant à l'une ou à l'autre de ces deux catégories de causes.

LES ÉMOTIONS

« Chez l'homme, le sentiment est à peu près tout, et la raison peu de chose » (Déjerine). L'influence de la raison est faible relativement à celle du sentiment, dans nos déterminations.

Il suffit de songer à ce rôle prépondérant de l'affectivité dans la vie psychologique normale, pour imagi-
ner l'importance que doivent avoir les émotions en
psychologie pathologique, et dans la genèse d'états
morbides tels que la neurasthénie et la mélancolie.

L'émotivité. — Étant donné la fréquence des chocs
moraux dans la vie, et la rareté relative des états mélancoliques et neurasthéniques, il faut admettre (indépendamment des autres causes surtout d'ordre toxique,
qui ajoutent leur action) l'existence d'une prédisposition spéciale, d'un trouble de l'émotivité, permettant
à l'émotion de donner un résultat pathologique (Dupré).

« Les différents sujets sont très inégaux devant les
émotions. Les uns sont remarquables soit par la stabi-
lité de leur équilibre et la perfection de leur adaptabi-
lité aux chocs imprévus ou pénibles de la vie, soit par
leur apathie ou leur indifférence dans les mêmes circonstances. Les autres au contraire, et ce sont les plus
nombreux, manifestent des dispositions spéciales à
réagir vivement et profondément aux émotions et à
dépasser, dans leurs réactions, les effets utiles de
l'ébranlement psychique. L'émotivité varie donc beaucoup suivant les tempéraments héréditaires et acquis,
et on doit reconnaître l'existence d'une prédisposition
personnelle » (Dupré).

Ce trouble de l'émotivité a la valeur d'une cause
« prédisposante, endogène, permanente » par rapport

à l'émotion « cause occasionnelle, exogène, épisodique ».

On peut avec Dupré, Claude, etc., distinguer un trouble de l'émotivité héréditaire, et un trouble de l'émotivité acquis, une prédisposition émotive, constitutionnelle, héréditaire, et une prédisposition acquise, accidentelle. Pour certains (Déjerine) la prédisposition constitutionelle existe seule.

Cette constitution émotive se révèle par toute une série de signes décrits par Dupré. Ce sont : « l'exagération dans leur instantanéité et leur amplitude, plutôt que dans leur vitesse, des réflexes tendineux, pupillaires et cutanés, l'hyperesthésie sensorielle, le déséquilibre des réactions vasomotrices et sécrétoires, la tendance aux spasmes ,enfin l'intensité et la diffusion anormales des effets physiques et psychiques des émotions. » « La constitution émotive semble donc caractérisée, non seulement par l'éréthisme diffus de la sensibilité, mais encore par l'insuffisance de l'inhibition motrice, réflexe et volontaire ».

Tous les auteurs n'accordent pas la même importance à ces diverses manifestations du tempérament émotif. Dupré insiste sur l'exagération des réflexes. Déjerine accorde plus d'importance aux troubles vasomoteurs. Alquier aux variations de la pression sanguine, à « l'hypotension relative ».

Pour certains, il n'y a pas forcément un rapport entre l'intensité de ces signes extérieurs du tempérament émotif, et la prédisposition aux troubles névro-

pathiques et psychopathiques qui peuvent se produire
à la suite d'émotions, chez les sujets présentant ce
tempérament. Pour Déjerine, « il faut tenir compte
avant tout du développement du contrôle cérébral chez
ces sujets ». « Du fait qu'un sujet présente à un degré
plus ou moins prononcé les signes extérieurs du caractère dit émotif, il ne faudrait pas croire que chez
lui les émotions devront toujours et forcément amener
un état pathologique, car il y a des émotifs à fleur de
peau et chez qui l'émotion ne produit des effets ni pro-
fonds ni durables, et cela parce qu'ils se reprennent
très vite. »

Pour Janet, ce qui est essentiel dans l'émotion susceptible de devenir pathologique, ce sont les phénomènes psychologiques, et avant tout l'impuissance de
la volonté : les vrais émotifs sont avant tout des abou-
liques. Ce qui détermine leurs troubles nerveux trop
fréquents et trop graves, c'est que leur volonté est à
chaque instant arrêtée par quelque circonstance nouvelle à laquelle elle est incapable de s'adapter. »

Il convient pour Régis de distinguer chez les
émotifs, d'une part les symptômes « à l'état de repos
émotif », d'autre part les symptômes « à l'état d'émotion ». A l'état de repos on observe « un état permanent
de latence émotive, de véritable attente anxieuse rudimentaire ». A l'état d'émotion, « ce sont les symptômes de l'anxiété elle-même qu'ils éprouvent à un degré
plus ou moins marqué ». Les « paroxysmes émotifs »
s'accompagnent de troubles intellectuels : troubles de

la conscience, de la personnalité, perte de la mémoire

Evolution. — « Le trouble constitutionnel de l'émotivité se manifeste dès l'enfance, il s'accroît à la puberté, et aux diverses phases de la vie génitale de la femme. Il s'atténue dans la vieillesse. Il est plus fréquent chez la femme, mais en quelque sorte plus physiologique, elle s'en affecte moins que l'homme » (Régis).

Au point de vue des rapports de cette tare de l'émotivité avec les autres tares psychiques, il y a certaines divergences entre les auteurs : Elle est pour Dupré « souvent associée à d'autres tares dégénératives, telles que la débilité ou la déséquilibration de l'intelligence et de la volonté ». Régis n'admet pas qu'elle s'associe volontiers à la débilité mentale : « Le trouble de l'émotivité est un mode de déséquilibration psychique, la déséquilibration émotive. Elle est susceptible de s'associer à de la déséquilibration intellectuelle, mais ne se lie pas fréquemment à l'infériorité intellectuelle ». « Les névropathes et les délirants les plus émotifs sont aussi les moins dégénérés sinon les plus intelligents ».

Ce trouble constitutionnel de l'émotivité pourrait être dû lui-même à une intoxication ou à une infection héréditaire : « On ne peut séparer la tare constitutionnelle de l'humeur, de la tare diathésique, et en faire les facteurs étiologiques distincts de deux sortes d'états névropathiques et psychopathiques que rien ne distingue cliniquement » (Régis). Quant à l'émotivité acquise, elle serait due aux « facteurs habituels de débi-

litation et d'épuisement de l'organisme » (Régis)
aux émotions, prolongées et répétées, elles-mêmes.

L'Emotion. — C'est sur ce terrain héréditaire ou
acquis qu'agit l'émotion pour produire soit la neurasthénie, soit la mélancolie.

Et d'abord, les émotions dépressives, seules, sont
pathogènes.

L'émotion dépressive peut agir sous forme d'émo-
tion-choc (frayeur subite) associée parfois au traumatisme, ou d'émotions prolongées et répétées (chagrins,
préoccupations, déceptions de carrière) tout naturellement associées parfois au surmenage intellectuel.

Le degré d'action est fonction, d'une part de l'état
du sujet au moment où se présente l'émotion « état
déterminé par sa constitution héréditaire et acquise,
et par les conditions actuelles du terrain organique :
santé ou maladie, état de la nutrition, époques clima-
tériques, etc. » (Dupré), mais surtout par l'état de
l'émotivité. Cet état de l'émotivité est susceptible de
varier du reste chez le même individu, aux diverses
périodes de la vie, et même d'un moment à l'autre.
D'autre part, le degré d'action de l'émotion dépressive
est subordonné à l'intensité de cette dernière, à sa
répétition, ou à sa prolongation, mais non à sa
nature.

L'émotion joue un rôle prépondérant dans l'étiologie de la neurasthénie. L'émotion en est même pour
quelques auteurs (Déjerine, Sollier) la cause unique :
la neurasthénie étant pour Déjerine une « réaction

émotionnelle ». Pour lui, le surmenage intellectuel qui lui est souvent associé ne joue pas un rôle effectif.

Les deux formes d'émotion dépressive, l'émotion prolongée et l'émotion choc, peuvent agir, les deux facteurs intensité et durée d'action, étant susceptibles de se remplacer l'un l'autre dans une certaine mesure. La névrose traumatique n'est pas considérée par certains comme une maladie à part. « Il n'y a pas une névrose traumatique, il y a des névroses traumatiques, qui ne sont que des états névrosiques ordinaires, hystérie, neurasthénie, chorée, etc., dont la symptomatologie est quelquefois un peu modifiée par les circonstances de l'accident » (Crocq). Certains cas de névrose traumatique, ne seraient ainsi que des neurasthénies engendrées, du moins en grande partie, par l'émotion choc ; l'émotion choc jouant le rôle principal dans la genèse de la névrose traumatique.

Toutefois, les émotions prolongées ou répétées, agissent plus souvent que l'émotion choc. L'émotion agit plutôt par sa durée d'action et sa répétition, que par son intensité ; les chocs émotionnels jouent dans la genèse de la neurasthénie, un rôle beaucoup moins considérable que les préoccupations, les soucis continuels : « La neurasthénie est moins le fait des grands traumas moraux, que des piqûres d'épingles harcelantes qui empoisonnent la vie » (Meige).

Dans la genèse de la mélancolie, l'émotion joue aussi un rôle prépondérant invoqué par les auteurs les plus anciens, et là encore, les émotions prolongées ont plus d'importance que l'émotion choc.

Le mode d'action de l'émotion dans la genèse de la neurasthénie, varie naturellement avec les théories opposées qui ont été émises sur la nature de cette dernière.

Pour Déjerine, l'émotion agit par auto-suggestion. « La cause émotive affaiblit plus ou moins le contrôle cérébral du sujet, le rendant par conséquent éminemment auto et hétéro suggestionnable, et partant, aboutissant d'emblée à créer chez lui une disposition à s'obséder sur une pensée, une sensation, avec la plus grande facilité » (Déjerine). Pour lui comme pour Dubois (de Berne), « il y a une forte part de suggestion dans la sensation de fatigue ». Ce mode d'action purement psychique des émotions, est subordonné à la théorie psychique de la neurasthénie, d'après laquelle l'état mental est le primum movens de la maladie. Pour Déjerine « le neurasthénique est un sujet à tempérament émotif, chez lequel un beau jour, à la suite d'une émotion, le contrôle cérébral s'affaiblit ». « Il s'autosuggestionne sur une sensation ou sur une idée, et devient obsédable et obsédé ». L'épuisement est une conséquence de l'état mental, et « il n'y a pas de symptômes psychiques secondaires de la neurasthénie ».

En réalité, la neurasthénie est avant tout caractérisée par l'asthénie nerveuse, par l'épuisement nerveux primitif « se traduisant dans le domaine moteur, sen-

sitif, sensoriel, et surtout psychique, par la diminution
d'activité du système nerveux, favorisant l'apparition
de phénomènes psychiques secondaires d'un tout autre
ordre, phénomènes surajoutés tels qu'obsessions,
scrupules, doutes, idées mélancoliques, éclos à la fa-
veur d'un état de dégénérescence mentale antérieure,
et de la diminution de la tension psychologique »
(Dupré).

L'émotion agit donc en épuisant — et cela peut être
par l'intermédiaire des phénomènes organiques de
l'émotion — en créant « l'insuffisance du potentiel
nerveux, l'amoindrissement du fonctionnement des
neurones psychiques, sensitifs, vaso moteurs avec pré-
dominance sur tels ou tels d'entre eux, céphaliques,
médullaires ou sympathiques » (Raymond).

Cette insuffisance du potentiel nerveux, a-t-elle
pour substratum, un trouble intime de la nutrition
des éléments nerveux (Erb) une disjonction des pro-
longements protoplasmiques, etc. On ne peut faire que
des hypothèses invérifiables sur la nature de ce sup-
port ; on peut seulement dire avec Régis, que le syndrome neurasthénique repose sur des altérations organiques probables du système nerveux.

L'importance, dans la genèse de la neurasthénie, de
l'émotion, facteur exogène, par rapport au terrain
émotif, facteur endogène, varie avec les auteurs. Pour
Crocq « les émotions peuvent si elles sont suffisamment intenses ou suffisamment répétées, créer des
neurasthénies typiques chez des sujets non prédis-

posés..... l'émotion choc, le choc moral suraigu, suffit
à la créer (la neurasthénie) ». L'intensité ou la répétition suffisante des émotions suppléeraient ainsi à la
prédisposition. Nous admettrons avec la plupart, que la
prédisposition émotive, qu'elle soit constitutionnelle ou
acquise, joue un rôle essentiel, nécessaire, dans la genèse des troubles dus à l'émotion. Les facteurs émotion
et émotivité auront une valeur relative, différente se-
lo. les cas : une émotion relativement faible, suffira
à produire un résultat pathologique dans les cas où
l'émotivité est considérable, et inversement une émotion intense ou des émotions suffisamment répétées,
seront nécessaires pour réveiller une prédisposition
minime. C'est du reste une loi générale : la cause prédisposante et la cause occasionnelle ont une valeur inverse.

L'importance de l'émotion prise dans son sens le
plus général (émotion et émotivité), relativement aux
autres facteurs étiologiques, notamment à l'intoxication, est difficile à préciser. Toutefois on peut placer
à peu près sur le même plan, sans que l'on puisse
exactement définir à quel facteur revient le rôle prépondérant, l'Emotion et l'Intoxication.

Du reste l'émotion peut agir indirectement en déterminant des phénomènes toxiques « par les troubles
qu'impose l'émotivité qui est une manière d'être cérébrale déjà pathologique, aux diverses grandes fonctions de l'économie, troubles cardiaques, respiratoi-
res, hépatiques, gastriques, etc., sans compter les ac-
tions sur les glandes internes et la sécrétion interne

des glandes ordinaires » (Raymond et Bechterew).
Ainsi donc l'émotion et l'intoxication ont des rapports étroits. D'autre part l'émotivité pourrait être liée
à une intoxication héréditaire, et on pourrait voir là
un second lien entre les facteurs moraux et toxiques.

Il ne faut pas non plus oublier que les facteurs étiologiques agissent ensemble : certaines associations
étiologiques semblent avoir une valeur spéciale, un
peu spécifique. Ainsi l'émotion seule tend à créer de
préférence la mélancolie, tandis que l'émotion associée au surmenage intellectuel tend plutôt à produire
la neurasthénie.

Comme le dit Déjerine, le surmenage intellectuel
n'agit guère que s'il est accompagné de préoccupations. Ce sont les préoccupations, constituant elles
mêmes une sorte de surmenage mixte, intellectuel et
émotif, qui jouent le rôle principal dans la genèse de
la neurasthénie.

Ce rôle est démontré par l'observation des faits.
Examinons comment se produit ce surmenage, ana-
lysons son mécanisme, et pour cela prenons un exemple.

Un étudiant doit passer un concours duquel dépend
son avenir. Il se représente les conséquences fâcheuses
qu'entraînerait son échec, il les analyse. La fixation,
l'analyse de faits fâcheux, entraîne tout naturellement
un certain état de crainte. Cette analyse, cette fixation
est volontaire, et l'émotion qui l'accompagne est minime, relativement à ce qu'elle sera plus tard.

Par le fait que cet échec possible lui tient à cœur, lui fait peur, il y pense davantage ; et du fait qu'il y pense davantage, l'état de crainte augmente. La fixation des idées a provoqué l'émotion, maintenant l'émotion sollicite la fixation des idées ; l'une favorise l'autre en une sorte de cercle vicieux. Peu à peu la fixation des idées tend ainsi à devenir spontanée, à échapper au contrôle de la volonté, à l'attention volontaire, en même temps que l'état émotionnel s'aggrave, que se constitue un état d'anxiété rudimentaire.

Ainsi donc, parti d'idées voulues, fixées volontairement dans le champ de sa conscience, et accompagnées d'une émotion relativement faible, le sujet en arrive peu à peu à perdre son contrôle volontaire sur elles, et le champ de la conscience est envahi de force par ce groupe d'idées qu'accompagne un état d'anxiété plus ou moins considérable. Parti d'une idée fixée volontairement, d'une idée fixe physiologique, le sujet aboutit à un état ressemblant à l'obsession : comme l'obsession, cet état mixte intellectuel et affectif semble être involontaire, parasite, automatique, discordant avec le cours régulier des pensées, irrésist'ble.

Mais ce n'est pas la véritable obsession, car elle n'est pas née spontanément, elle ne s'est pas implantée malgré la volonté du sujet, et ne présente en rien, comme nous venons de le voir, le mécanisme de l'obsession vraie.

Tandis que l'obsession est liée à un trouble primitif

de l'émotivité et de la volonté (Arnaud), ici les modifications de l'émotivité et de la volonté sont secondaires à un état intellectuel voulu. Il y a d'abord application volontaire de l'esprit, fixation de l'attention volontaire sur des idées déterminées, et ce n'est que secondairement qu'apparaît cet état mixte intellectuel et affectif, cette « idée-émotion » qui échappe graduellement à la volonté, et grandit peu à peu d'une manière de plus en plus automatique. Cet état est motivé, et si bien motivé qu'il est proportionné à l'importance du motif, et qu'il disparaît avec lui (par exemple réussite du candidat à son concours). Il s'agit en réalité d'un état physiologique, outré il est vrai, mais d'un état physiologique que nous avons tous éprouvé.

C'est ainsi que la neurasthénie s'installe chez un homme d'affaires, un commerçant qui a subi de grosses pertes d'argent, chez un chef d'administration soumis à de lourdes responsabilités, chez un syphilitique préoccupé des conséquences de son mal, etc.

Il semble donc que l'émotion considérée comme cause de neurasthénie se présente sous la forme d'une émotion complexe, partant d'abord d'un état intellectuel qui consiste dans un raisonnement sur tel ou tel fait dont le sujet analyse sans cesse les conséquences essentielles, fâcheuses, pénibles pour lui, dans une sorte de rumination qui porte déjà le caractère de l'obsession. Et ce sont les conséquences envisagées (mauvaises affaires, déceptions de carrière, responsabilité

engagée gravement) qui produisent l'émotion. C'est
ainsi que la rumination intellectuelle, que l'émotion
consécutive, toutes les deux avec leur continuité d'inquiétude et de préoccupation produisent leurs effets
d'épuisement. Par suite de l'importance des conséquences envisagées, que le sujet tourne et retourne
sans cesse dans son esprit, qu'il évoque d'abord volontairement, au sujet desquelles il exerce d'abord son attention, — soit par la crainte qu'elles lui inspirent,
soit pour essayer de leur trouver un palliatif ou un re-
mède — l'idée émotion grandit, s'évoque de plus en
plus facilement, finit par devenir automatique, et envahit arbitrairement le champ de la conscience.

Mais de cet état physiologique, on peut passer in-
sensiblement à l'état pathologique. Cet hyperfonc-
tionnement de la cellule nerveuse peut, s'il persiste,
aboutir à la fatigue et à l'hypofonctionnement de
celle-ci.

Il n'est pas étonnant que l'intensité, la fixité de
l'idée émotion, de plus en plus intense, de plus en plus
fixe, produise les troubles du sommeil, produise les
maux de tête caractéristiques, qui semblent bien en
l'occurrence n'être autre chose qu'un trouble de la cénesthésie cérébrale. La diminution de l'appétit, le
trouble banal digestif qui accompagne toutes les préoccupations, deviendront bientôt et plus ou moins rapidement suivant les prédispositions, des troubles de la
nutrition plus graves.

Ces troubles des fonctions physiologiques, sont la

conséquence de la fatigue, de l'hypofonctionnement nerveux.

Il est évident que suivant la personnalité de chacun, de sa susceptibilité à s'inquiéter, à se préoccuper, à attacher une plus ou moins grande importance aux insuccès, l'idée émotion est plus ou moins fixe, plus ou moins intense, et par conséquent aboutit plus ou moins facilement à l'épuisement nerveux. Le tempérament émotif (héréditaire ou acquis), pris dans son sens le plus large, et comprenant la faiblesse originelle ou acquise de la volonté, favorise évidemment l'intensité, la durée de l'idée émotion, et par suite l'apparition de la neurasthénie.

Il y a toute une série de degrés dans la prédisposition. L'individu qui présente une hérédité chargée, sera particulièrement prédisposé à se préoccuper pour des motifs minimes ; d'autre part les préoccupations auront chez lui plus que chez un autre tendance à envahir le champ de la conscience. Autrement dit, les causes de l'idée émotion seront très fréquentes pour lui, et cette idée émotion tendra à se fixer et à s'intensifier très facilement.

Si l'on songe qu'il y a d'autre part chez ce malade, un surmenage constant, et un peu analogue à celui que nous venons d'envisager, par le fait des accidents mentaux caractérisant la psychasthénie (phobies, obsessions), on comprendra qu'à la psychasthénie s'ajoute fréquemment l'épuisement nerveux.

Nous avons suffisamment parlé de l'intoxication au

cours de ce rapprochement étiologique, pour que nous n'ayons pas besoin d'y revenir. Qu'il nous suffise de rappeler que l'émotion et l'intoxication ont des rapports étroits : ces deux facteurs sont si intimement mêlés, qu'on ne peut dire celui auquel revient la part prépondérante dans la genèse de la mélancolie et de la neurasthénie.

Nous avons vu le facteur émotion réaliser directement — par transitions insensibles du physiologique au pathologique — l'état de fatigue, d'hypofonctionnement nerveux primitif, qui caractérise la neurasthénie.

Les troubles des fonctions organiques sont, comme nous venons de le voir, la conséquence de cet hypofonctionnement nerveux : la perception de ces troubles organiques viscéraux aggravera l'état mental du neurasthénique constitué surtout de fatigue, d'impuissance.

Chez le mélancolique, la douleur morale qui pourrait être comparée à la fatigue, à l'impuissance du neurasthénique, a été rattachée par les auteurs à un trouble de la cénesthésie.

Mais, si l'on voit la genèse des symptômes fondamentaux de la neurasthénie, on constate moins clairement le passage du trouble cénesthésique à la douleur morale. Entre ce trouble cénesthésique (sur lequel, du reste, les auteurs s'expriment d'une façon vague et indéterminée) et cette douleur morale, il existe une sorte de solution de continuité ; il manque l'élément particulier qui s'interpose entre la cause et l'effet.

Quel est cet élément, c'est ce que nous allons rechercher.

***

Selon l'opinion classique, comme nous venons de le dire, « la mélancolie est avant tout une maladie de la cénesthésie » (Régis).

Le trouble affectif qui caractérise la mélancolie, psychose affective et non pas intellectuelle, dériverait directement des troubles de la cénesthésie, et l'on aurait l'ordre de succession des faits suivant :

« 1°. — Troubles de la sensibilité perceptive, surtout cénésthésique.

2°. — Troubles de l'affectivité de la conscience et de la personnalité.

3°. — Troubles de l'idéation.

4° Troubles de la volonté » (Régis).

« La cénesthésie ou sentiment vital, est la tonalité fondamentale qui résulte de l'état total de l'organisme, de la marche normale ou anormale des mouvements vitaux, particulièrement des fonctions végétatives » (Ribot).

Du sentiment vital dépendent les sentiments, les tendances, les désirs, qui sont les éléments de notre vie affective. De l'état du sentiment vital dépend donc l'état de notre affectivité.

L'état de ce sentiment vital, de la cénesthésie, dé-

pend lui-même de l'état de notre sensibilité cénesthésique, surtout de l'une de ses formes : la sensibilité
viscérale ou interne, à laquelle on a parfois impropre-
ment appliqué le terme de cénesthésie. Aussi, devant la
constatation de la douleur morale, du trouble affectif
du mélancolique, a-t-on conclu aussitôt à un trouble
de la sensibilité cénesthésique, et particulièrement de
la sensibilité interne.

Mais notre sensibilité cénesthésique peut être troublée, fonctionnellement ou anatomiquement, sans que
nous devenions mélancoliques. On observe souvent
chez des individus sains au point de vue mental, ou
dans certaines maladies psychiques, des troubles de la
sensibilité cénesthésique, sans que l'on constate concurremment, un état affectif rappelant de près ou de
loin la douleur morale de la mélancolie.

Nous présentons fréquemment au cours de notre vie
des troubles de la sensibilité cénesthésique plus ou
moins accentués : tandis que normalement notre cénesthésie est subconsciente, nous prenons alors plus
clairement conscience de notre cénesthésie, de notre
sentiment vital. Nous ressentons un malaise plus ou
moins caractérisé, dont nous localisons la cause plus
ou moins nettement, mais que nous identifions dans
une certaine mesure, que nous reconnaissons être d'o-
rigine physique.

Le neurasthénique, comme nous l'avons fait remarquer plus haut, présente des troubles de la sensibilité
cénesthésique. Sa sensibilité cénesthésique est hyperes-

thésiée : il est constamment impressionné par les sensations internes les plus variées ; il a conscience des modifications organiques les plus légères, si bien qu'à ce point de vue, on a pu définir la neurasthénie « un élargissement du champ de la conscience » (Rémond) (de la conscience organique). Mais, le malaise est reconnu comme d'origine physique. Les préoccupations du malade sont exagérées, mais il n'en est pas moins vrai que le malaise est plus ou moins clairement identifié quant à sa cause, sa nature. L'interprétation du malaise est fausse ou poussée trop loin, mais la perception interne est exacte : le malade perçoit une douleur physique, et non morale, et sa tristesse n'est que secondaire à la perception de ce malaise physique identifié.

Dans les diverses variétés de délires systématisés progressifs, s'observent des hallucinations cénesthésiques.. Le trouble de la sensibilité interne qui leur sert de substratum, tend à entraîner, comme le trouble cénesthésique de la mélancolie, des modifications de la personnalité ; mais non pas la douleur morale. Le trouble émotionnel — qui du r ste a une physionomie très différente du trouble émotionnel du mélancolique — est secondaire aux idées délirantes, et ne dérive pas directement du trouble cénesthésique.

Dans la paranoia hypochondriaque, « forme essentiellement caractérisée par des préoccupations exagérées sur l'état de santé, en rapport avec des sensations subjectives, que le patient cherche à interpréter d'une façon plus ou moins raisonnable dans leurs causes et dans leurs conséquences » (Riche), la sensibilité cénesthésique est troublée, réellement ou subjectivement, mais elle est troublée ; et le malaise qui résulte de ce trouble est encore identifié dans une certaine mesure : Le neurasthénique, analysant ses sensations, se sent malade et craint de le devenir davantage ; l'hypochondriaque, les interprète d'une manière nettement délirante, il se croit atteint de maladies déterminées. Mais comme chez le neurasthénique, l'état pénible est encore reconnu comme étant d'origine physique.

Les douleurs cénestopathiques de Dupré et Camus reposent sur un « trouble essentiel de la cénesthésie ».

« Ce ne sont pas les sensations externes ou internes qui sont douloureuses, c'est la sensibilité cénesthésique qui est troublée par elle-même, indépendamment de toute altération des organes sensoriels. Les sensations restent normales en elles-mêmes, la perturbation ne porte que sur le sentiment cénesthésique qui les accompagne. Il en résulte dans le psychisme un trouble que le malade ne s'explique pas, et qu'il essaie de rapporter, par une illusion dont il n'est pas entièrement dupe, aux sensations elles-mêmes. » (Maillard, Congrès d'Amiens, 1911.) Ce trouble essentiel de la cénesthésie se manifeste par des sensations « étranges et indéfinissables, pénibles plutôt que douloureuses ». « Tantôt les malades se plaignent de ne plus sentir comme auparavant, de ne plus sentir leur tête, leurs organes ou leurs membres. Ils ont comme une dimi-

nution ou une abolition de leurs sensations cénesthésiques. Tantôt ils sentent les différentes parties de leur
corps modifiées dans leur densité, leur volume, leur
forme, ou leurs rapports » (Dupré et Camus). Ces sensations pénibles déterminent secondairement un état
d'angoisse plus ou moins considérable ; elles peuvent
déterminer parfois « des ébauches d'interprétations, de
petites idées délirantes ». Mais la perturbation du sentiment cénesthésique n'entraîne pas de phénomène affectif, rappelant de près ou de loin la douleur morale du
mélancolique.

Il y a donc des états qui comportent des troubles de
la sensibilité cénesthésique, et du sentiment cénesthésique, plus ou moins variables comme nature et
comme degré, et qui ne s'accompagnent pas de douleur morale.

Nous allons voir maintenant, que, dans certains cas,
le ton affectif ne correspond pas à l'état de la sensibilité
cénesthésique. L'euphorie du paralytique général en
est un exemple.

Cette euphorie constitue un état affectif absolument
paradoxal, puisqu'elle coexiste avec un état organique
profondément troublé. Il est impossible de découvrir
ici le moindre rapport entre l'état de la sensibilité cénesthésique et le ton affectif, puisqu'un état agréable
coexiste avec un processus destructeur, puisque à une
sensibilité cénesthésique profondément troublée, correspond un état de plaisir. Il y a opposition absolue.

discordance, entre l'état de la sensibilité cénesthésique et l'état de l'affectivité.

Cet état affectif paradoxal, semble être fonction du trouble de la conscience, très accentué et très étendu, atteignant toute la conscience : conscience organique, affective, intellectuelle.

Grâce à ce trouble de la conscience, le P. G. ne perçoit pas comme il devrait être perçu son sentiment vital, et au lieu de présenter un état de malaise plus ou moins rapporté à sa cause, il présente un état de bien-être.

Etant donné le mauvais été général du P. G., étant donné le mauvais fonctionnement physique et psychique, la marche particulièrement anormale des mouvements vitaux, le résultat de l'ensemble des sensations cénesthésiques, serait (sans le trouble de la conscience), la conscience d'un malaise plus ou moins précis, plus ou moins nettement rapporté à sa cause, c'est-à-dire reconnu comme étant d'origine physique.

Au lieu de cela il y a euphorie sans substratum organique correspondant, c'est-à-dire un état de bien-être dont la cause ne peut être identifiée même dans une faible mesure par le malade, et qui par suite envahit tout son être intellectuel et moral.

Il y a là ce que l'on pourrait appeler une « hallucination de l'affectivité », ou tout au moins une illusion, si nous admettons que le trouble organique puisse jouer le rôle de motif, d'épine irritative, dans la genèse de ce phénomène affectif morbide.

De même que l'hallucination sensorielle est une perception sans objet, l'hallucination de l'affectivité peut être considérée comme un état affectif sans substratum cénesthésique correspondant.

De même que les hallucinations des sens sont des états morbides de la perception externe, l'euphorie du paralytique général sans substratum cénesthésique approprié, — qu'on peut considérer comme une hallucination de l'affectivité — est un état morbide de la perception interne, quelles que soient, d'ailleurs, les conditions organiques des unes et des autres.

Dans la manie comme dans la P. G. le ton affectif ne correspond pas à l'état cénesthésique. « Dans la manie » pas plus qu'il n'existe de véritable exaltation des fonctions physiques, il n'existe pas à proprement parler d'exaltation intellectuelle. La prétendue suractivité psychique des maniaques n'est qu'une apparence » (G. Ballet, p. 177.)

Dès lors comment expliquer l'euphorie du maniaque ? De Sarlo donne la solution suivante : « La décision, la facilité plus grande des mouvements, rendue possible par des conditions morbides variées (hyperhémie, intoxication), est interprétée par analogie dans l'inconscient comme un signe de force plus grande, jugée comme une élévation du moi et ressentie comme plaisir, comme sentiment d'euphorie » (in G. Ballet, p. 177).

Mais cette explication satisfait-elle si l'on songe que le P. G. arrivé au dernier degré du marasme, inerte,

réduit à une vie purement végétative, peut comme le
maniaque être euphorique ?

L'euphorie paradoxale du maniaque peut donc
comme celle du P. G. être considérée comme une hallucination de l'affectivité.

**

De l'état de la sensibilité cénesthésique dépend normalement l'état de notre affectivité. Aussi de la constatation du trouble affectif du mélancolique, a-t-on conclu aussitôt à un trouble de la cénesthésie.

Le trouble de la sensibilité cénesthésique dans la
mélancolie, nous le supposons, mais nous ne savons
pas s'il existe, et à supposer qu'il existe, nous ne savons pas s'il a quelque influence sur l'état de l'affectivité.

1° D'une part, il peut y avoir trouble de la sensibilité ou du sentiment cénesthésique, sans qu'il y ait
concurremment de phénomène affectif rappelant de
près ou de loin la douleur morale (neurasthénie, cénes-
topathies, etc.).

2° D'autre part le trouble de la sensibilité cénesthésique est parfois en discordance, en opposition absolue avec le trouble de l'affectivité coexistant. (P. G.,
manie.)

Voilà qui démontre, que dans la mélancolie comme
dans la P. G., il n'y a pas un lien logique entre le trouble de la cénesthésie et le trouble de l'affectivité.

En d'autres termes, nous pouvons admettre que la

douleur morale est un phénomène d'origine centrale comme l'euphorie du P. G. et du maniaque. Nous pouvons la considérer comme une véritable hallucination de l'affectivité.

Comme on le voit, le rôle du trouble cénesthésique (si toutefois il y a trouble cénesthésique) dans la genèse de la douleur morale, peut être considéré comme nul. A *fortiori*, si, nous admettons qu'il joue un rôle, devons-nous considérer ce dernier comme extrêmement restreint et souvent paradoxal. Le trouble cénesthésique peut servir 'out au plus d'épine irritative, d'occasion à une illusion affective, comme un objet quelconque peut servir d'occasion à une illusion visuelle, sans que la forme de l'un implique la forme de l'autre.

Comme l'euphorie du P. G., la douleur morale du mélancolique peut être considérée comme une hallucination, ou tout au moins comme une illusion de l'affectivité.

Comme dans la P. G., comme dans la manie, ce phénomène affectif morbide doit être rattaché à un trouble particulier de la conscience.

Mais dans la P. G., dans la manie, l'hallucination de l'affectivité n'est pas le fait primitif, fondamental, comme dans la mélancolie. Elle constitue à elle seule cette dernière affection ; c'est d'elle que découlent tous les symptômes.

Cette tristesse sans cause connue du malade, qui surgit arbitrairement dans le champ de la conscience, sans aucun motif, en lui ou en dehors de lui, dont le sujet ait conscience, provoque le doute anxieux. L'absence de phénomènes représentatifs qui dure plus ou moins longtemps, explique ce doute anxieux, cette incertitude du malade, qui se trouve changé sans savoir à quoi attribuer sa douleur.

Ce n'est que par un travail consécutif que se produit la fragmentation de la conscience, la destruction de l'unité de la conscience et l'altération de la personnalité, en vertu de laquelle le malade ne relie pas ou relie mal à son moi les troubles qu'il éprouve.

Cette douleur morale sans cause connue du malade, provoque dans certains cas le délire, c'est-à-dire une explication tardive, secondaire à la douleur morale constituée, et par suite fausse. Si nous considérons que la douleur morale du mélancolique est un état de conscience spontané, c'est-à-dire un état qui est devenu conscient à la suite d'une élaboration inconsciente et non volontaire, nous ne nous étonnerons pas de voir le malade chercher l'explication des modifications de la personnalité, dans le domaine surnaturel (mysticisme, idées de damnation, craintes imaginaires, etc.).

Il nous importe peu de savoir si l'évocation des idées délirantes se fait par une sorte de raisonnement conscient ou inconscient (Dumas, etc., théorie de la justification) ou par « associations affectives immédiates », (Masselon, Krœpelin, Rogues de Fursac) si le délire est imaginé par le sujet pour expliquer les tourments qu'il ressent et constitue une justification à proprement parler, ou bien si les idées délirantes naissent spontanément de certains états affectifs déterminés.

Nous quittons ici en effet le sujet qui nous occupe et nous n'avons pas à étudier la genèse du délire mélancolique. Nous n'avons pas non plus à envisager le mécanisme psychologique et physiologique de la tristesse passive et de la douleur morale aigüe. Il convenait seulement de faire remarquer, que, sans préjuger d'aucune théorie sur le mécanisme de la tristesse passive et de la douleur morale aigüe du mélancolique, il faut pour que ces théories soient valables, leur adjoindre cette notion d'un trouble particulier de la conscience, permettant à l'hallucination de l'affectivité de s'établir.

Nous venons de voir que la mélancolie est constituée par un trouble particulier de la conscience, entrainant un état affectif sans substratum cénesthésique correspondant, une hallucination de l'affectivité. La neurasthénie, au contraire, est constituée par un état d'asthénie nerveuse, accompagné de la conscience claire de cet état d'asthénie.

La conscience est intacte dans la neurasthénie, les auteurs insistent sur ce fait, et c'est d'autant plus vrai, que dans la psychasténie ou neurasthénie constitutionnelle, un des caractères primordiaux de l'obsession ou de l'impulsion, c'est la conscience de la nature pathologique de l'obsession ou de l'impulsion. L'état mental du neurasthénique peut se définir « un amoindrissement conscient de la personnalité morale » (Dutil in G. Ballet).

Il suit de là que l'état de tristesse du neurasthénique diffère totalement, quant à son origine, sa nature, de la douleur morale du mélancolique. Tandis que la douleur morale nécessite pour se produire un trouble particulier de la conscience, la tristesse du neurasthénique résulte simplement de la conscience que le sujet prend de son état d'asthénie physique et psychique. « Le neurasthénique se rend un compte exact de son incapacité à prendre une décision, de son impuissance à réagir contre la dépression psychique. Il s'en rend compte et s'en afflige, et c'est même cette conscience exagérée de son état qui le plonge dans la tristesse » (Riche).

— La tristesse du neurasthénique dérive donc de la conscience de l'état de déficit physique et psychique, de ce que la conscience est lucide, par conséquent (au moins à ce point de vue). La douleur du mélancolique, provient au contraire de ce que la conscience est troublée, ce qui provoque une perception inexacte du trouble cénesthésique.

— Dans la mélancolie, la douleur morale est le résultat d'un travail inconscient. Le malade n'assiste point à la genèse de sa tristesse ; elle lui apparaît toute formée et il n'en connaît pas l'origine. (Elle peut ensuite s'accroître plus ou moins consciemment). Au contraire la tristesse de neurasthénique est la conséquence d'un travail plus ou moins conscient; le sujet assiste à la genèse de sa tristesse et prend une part plus ou moins consciente à sa formation.

— La tristesse du mélancolique est primitive, non motivée; elle constitue, comme nous l'avons vu, un phénomène particulièrement morbide, une sorte d'illusion de l'affectivité. La tristesse du neurasthénique est secondaire, motivée, et en ce sens elle n'est pas morbide, elle naît et se développe comme la tristesse motivée d'un individu normal. Elle n'est pas morbide quant à sa genèse, elle ne le devient que par l'amplitude, le développement qu'elle prend, par sa disproportion avec le motif.

De ces différences essentielles entre la douleur morale du mélancolique et la tristesse du neurasthénique, résultent tous les autres caractères distinctifs de la mélancolie et de la neurasthénie sur lesquels insistent les auteurs .« Dans la neurasthénie les idées maladives sont non seulement appréciées comme telles, mais encore combattues sinon repoussées. »

« L'hypochondrie est raisonnée, les préoccupations de santé bien qu'exagérées se déduisent logiquement des troubles éprouvés ; elles ne sont pas justes, mais elles sont soutenables. »

« Le neurasthénique se laisse facilement convaincre, au moins pour un temps, de la fausseté de ses appréhensions, il aime qu'on les discute avec lui ; les bonnes raisons le réconfortent et le consolent. »

« A la richesse relative des arguments intellectuels

des neurasthéniques, s'oppose chez les mélancoliques la monotonie de leurs plaintes » (Riche).

L'état neurasthénique est conscient, disent les auteurs, en ce sens que le malade reconnaît la nature des troubles pathologiques qu'il éprouve. Mais ils ajoutent qu'il n'en est pas moins vrai que la conscience est troublée par des lésions de l'attention, de la volonté, etc. les perceptions même seraient troublées ; ce qui revient à dire que la conscience est troublée comme les autres fonctions mentales. Mais si la conscience est troublée ce n'est que secondairement, si on retrouve dans la neurasthénie des symptômes de la mélancolie, leur coordination n'est pas la même, le déterminisme de leur coexistence et de leur succession est différent : dans la neurasthénie le trouble de la conscience n'est pas primitif et ne s'adjoint pas à un trouble de la cénesthésie, pour rendre impossible la perception exacte de ce dernier, et donner la douleur morale, produire une illusion de l'affectivité.

Le neurasthénique a conscience de ce trouble de conscience, et c'est en partie de la conscience de ce trouble, que résulte la tristesse hypochondriaque. Il a la conscience de ce déficit, et comme la conscience des autres déficits psychiques ou physiques elle contribue à provoquer la tristesse.

La neurasthénie et la mélancolie sont donc deux affections de nature totalement différente. L'une ne saurait être l'aggravation de l'autre.

CHAPITRE IV

Neurasthénie et Paralysie Générale

Comme nous l'avons vu dans l'historique, l'état neurasthénique qui précède parfois la P. G., est généralement considéré comme une pseudo-neurasthénie, comme un ensemble de symptômes neurasthéniformes ayant un substratum anatomique, la méningo encéphalite au début.

Clapier, dans sa thèse sur le diagnostic de la neurasthénie et de la neurasthénie préparalytique, après avoir minutieusement analysé les symptômes physiques et psychiques de l'une et de l'autre, aboutit aux conclusions suivantes :

1°. — « Dans certains cas on pourra, grâce à un ensemble de signes appartenant assez nettement à la P. G. ou bien grâce à un ensemble de nuances que l'on a reconnu appartenir plutôt à une affection qu'à l'autre, arriver à poser un diagnostic exact. »

2°. — « Chez d'autres malades les signes de différenciation seront trop effacés ou même absents, et il sera impossible de formuler un diagnostic certain. »

Ainsi donc Clapier en arrive à conclure que la neurasthénie préparalytique ne se distingue pas (au point de vue symptomatique) dans un certain nombre de cas, de la neurasthénie simple. Que si elle s'en distingue, c'est grâce à la présence de symptômes appartenant en propre à la P. G. ou de nuances (que l'on peut encore rapporter à la P. G.), permettant de prévoir l'évolution ultérieure d'une paralysie générale : « Du côté intellectuel une ébauche d'affaiblissement mental contrastant avec le simple affaissement neurasthénique ; du côté affectif des modifications diverses du caractère, profondes et durables ; du côté physique, la multiplicité, la variabilité, l'étrangeté de l'ensemble des symptômes douloureux, et au contraire la permanence des troubles pupillaires » (Clapier).

Dès lors pourquoi ne pas considérer la neurasthénie préparalytique comme une neurasthénie vraie ?

La neurasthénie prodromique ne se distingue pas cliniquement de la neurasthénie simple, les éléments qui la différencient à une certaine période sont des éléments surajoutés. Si la neurasthénie préparalytique ne se distingue pas de la neurasthénie simple par ses symptômes, pourquoi s'en distinguerait-elle par sa nature et par son étiologie.

La fréquence relative d'association de la neurasthénie à la P. G., est explicable par leur commune étiologie, leurs causes communes qui aboutissent à deux états morbides différents, grâce à l'action spécifique d'une des causes.

Parmi les causes de la neurasthénie, à côté du surmenage physique, intellectuel et moral (cause principale) figurent des infections, notamment la syphilis,
des intoxications (arthritisme, alcoolisme), le traumatisme, etc.

Parmi les causes de la P. G. à côté de la syphilis
(cause principale) figurent d'autres infections ou intoxications chroniques, l'arthritisme, l'alcoolisme, le
traumatisme et le surmenage sous ses différentes formes.

Il faut bien remarquer que l'importance relative des
divers facteurs étiologiques communs vis-à-vis de la
P. G. et de la neurasthénie est très différente. Le surmenage est le facteur prépondérant, nécessaire, de la
neurasthénie ; la syphilis acquise ou héréditaire est le
facteur important entre tous, et l'on peut dire, nécessaire de la P. G.

Mais la communauté partielle des causes suffit à expliquer l'association de la neurasthénie à la P. G. sans
que l'on soit obligé de considérer la neurasthénie préparalytique comme particulière dans sa nature ou son
étiologie.

De ce que la neurasthénie apparaît parfois longtemps
avant le début de la paralysie générale, on peut en dé-
duire que la neurasthénie est plus facilement réalisa-
ble par le complexus de causes communes aux deux
affections, que la P. G.

Mais on peut se demander si, d'autre part, la neurasthénie ne constitue pas elle-même une cause prédis-

posante de la P. G. En d'autres termes on pourrait
peut-être au sujet de la P. G. à début neurasthénique,
émettre une hypothèse analogue à celle qui a été récemment émise par Bernheim au sujet de la P. G. à
début mélancolique. Bernheim s'est demandé (discus-
sion d'un cas de P. G. à début mélancolique, par MM.
Barbé et Benoist, *Rev. de Psych.*, sept. 1911) si l'accès
mélancolique n'est pas « non un premier symptôme de
la P. G., mais une cause prédisposante, autrement dit
si l'accès mélancolique n'est pas un accès indépendant
de la P. G., mais qui survenant chez un syphilitique
constitue une sorte d'appel et prédispose au développement d'une paralysie générale ».

On pourrait de même admettre que survenant chez
un syphilitique, la neurasthénie, par sa persistance,
par sa durée, prépare le terrain et favorise dans une
certaine mesure l'éclosion de la paralysie générale.

En résumé, la neurasthénie paralytique qui est une
véritable neurasthénie, préparerait le terrain :

1° Par l'action des causes qui l'ont produite ;

2° Par la persistance, la durée, de la neurasthénie
elle-même.

CONCLUSIONS

1°. — La mélancolie consiste essentiellement dans un trouble de la conscience affective (hallucination ou illusion de l'affectivité) dont dérive dans les cas les plus fréquents, le délire mélancolique.

— La neurasthénie consiste essentiellement dans l'épuisement nerveux provoqué directement par l'hyperfectionnement de la cellule nerveuse (surmenage intellectuel et émotif).

— La mélancolie et la neurasthénie sont donc deux affections de nature absolument différente, et la mélancolie ne peut être considérée comme une neurasthénie aggravée, ou la neurasthénie comme une mélancolie légère.

2°. — La neurasthénie n'est pas plus une phase de la paralysie générale, que de la mélancolie. — Quand elle précède la P. G. c'est une affection surajoutée.

— Ce sont les causes prédisposantes, hérédité, fatigabilité, émotivité, etc., qui, lorsqu'elles sont réunies à la syphilis ou au poison spécifique de la méningo-encéphalite, — pour ne rien préjuger de sa nature — provoquent la neurasthénie préparalytique.

Elle prépare le terrain à la P. G. par l'action des cuses qui l'on produite, et la persistance, la durée de la neurasthénie elle-même : mais n'en est pas fatalement suivie.

BIBLIOGRAPHIE

ALBUTT. — Rapports de la neurasthénie avec la folie. *Association médicale britannique*, 1902.

ALZHEIMER. — *Die frühform des allgemeinen prog. paral. Allg. Zeit. f. Psychiat*, 1895.

ANDRÉ. — *Maladies nerveuses*, Paris, 1892.

ANGLADE. — Paralysie générale et tuberculose. *Gaz. hebd. des sciences médicales de Bordeaux*, 9 oct. 1904, n° 41, p. 487.

ARNAUD. — *Diagnostic de la paralysie générale*. Congrès de Toulouse, 1897.

ATHANASSIO. — Les mélancoliques. *Arch. de méd.*, Paris, 1899.

AXENFELD ET HUCHARD. — *Traité des névroses*, Paris, 1883.

BALL. — *Leçons sur les maladies mentales, professées à l'asile Ste Anne*, 2ᵉ édition, 1890.

BALLET. — La période prodromique à forme neurasthénique dans la paralysie générale. *Semaine médicale*, 22 nov., 1893.

BALLET. — La neurasthénie. *Revue générale de clinique et de thérapeutique*, 1903

Ballet. — La conception pratique de la neurasthénie. *Journal de médecine interne*, 1903.

Ballet. — (publié sous la direction de). *Traité de pathologie mentale*. Paris, 1903.

Ballet. — Les affections qu'on confond souvent avec la neurasthénie. *Bulletin médical*, 1906, p. 983, 986.

Beard. — *American nervous exhaustion*, 1880.

Beni-Barde. — Les vrais et les faux neurasthéniques. Paris, 1908 (*Anal. in revue Neuvol*, 1908, p. 145).

Berdinel. — Diagnostic de la paralysie générale au début. *Gazette médicale de Paris*, 1878, p. 153.

Bernheim. — Neurasthénies et psycho névroses. Paris, 1908 (*Anal in revue Neurol.*, 1908, p. 1322).

Bertin. — *Contribution à l'étude de la paralysie générale considérée dans les hôpitaux*. Thèse de Lille, 1902.

Bienfait. — La neurasthénie. *Gazette médicale belge*, 1904.

Blache. — *Essai sur les pseudo paralysies générales*. Thèse de Lyon, 1884.

Blocq. — La neurasthénie et les neurasthéniques. *Gazette des hôpitaux*, 1891.

Boinox. — *Du diagnostic de la paralysie générale*. Thèse de Paris, 1889.

Boissieu. — *Essai sur la neurasthénie et la mélancolie dépressives considérées dans leurs rapports réciproques*. Thèse de Paris, 1894.

Bouchut. — *Du nervosisme aigu et chronique*, Paris, 1877.

Bouveret. — *La neurasthénie*. Paris, 1891.

Boyer. — *Etiologie de la paralysie générale*. Thèse de Bordeaux, 1899, 1900 (*Anal. in Rev. Neurol.*, 1907, p. 1019).

Brissaud. — *Leçons sur les maladies nerveuses*. Paris, 1893-94.

Burgess. — Neurasthénie avec aspect paralytique. The Lancet, 12 déc., 1908.

Calmeil. — Article « Lypémanie » du *Dictionnaire encyclopédique des sciences médicales*, 1870.

Cantin. — *Contribution à l'étude de l'affectivité dans la mélancolie*. Thèse Bordeaux, 1907.

Cappelletti. — *La neurasthénie*, Hœpli, Milan, 1904 (*Anal. in revue Neurol.*, janv. 1904, p. 48).

Charcot. — *Leçons du mardi*, 1887-1888, 1888-1889.

Charcot et Bouchard. — *Articles neurasthénie et mélancolie*. T. X, 1902.

Christian. — Les difficultés du diagnostic de la paralysie générale. *Ann. med. psychol.*, 1884.

Clainquart. — *Neurasthénies rurales*. Thèse Paris, 1904 (*Rés in Rev. Neurol*). mars 1906, p. 239.

Clapier. — *Diagnostic de la neurasthénie et de la neurasthénie préparalytique*. Thèse Bordeaux, 1908.

Coignard. — *Les conceptions pathogéniques de la neurasthénie*. Thèse Paris, 1905 (*Anal. in Rev. Neurol.*, juin 1905, p. 596).

Cornil. — Paralysie générale et syphilis. Académie de

médecine, mars 1905 (*Anal. in Rev. Neurol.*, juin 1905, p. 629).

Crocq. — La neurasthénie vraie et les syndromes neurasténiformes *Progrès médical belge*, 1906.

Cullere. — *Recherches cliniques sur la période de début de la paralysie générale.* Paris, 1873.

Cullere. — *Les frontières de la folle.* Paris, 1888.

Dana. — Le démembrement de la neurasthénie. *Boston méd. and. surg. journal*, 31 mars 1905, n° 13, pp. 329, 334 (*Anal. in Rev. Neurol*, juillet 1905, p. 732).

Delasiauve. — Du diagnostic différentiel de la lypémanie. *Annales medico psychologiques*, 1871, pp. 611, 625.

Delmas. — *Maladies infectieuses aiguës et paralysie générale.* Thèse Bordeaux, 1894-95.

Dercum. — Le Diagnostic précoce de la paralysie générale. *The american journal of insanity*, avril 1902, pp. 575, 583.

Dercum. — Le diagnostic précoce de la paralysie générale. *Annales medico psychol.*, avril 1905.

Drouet. — Etudes cliniques sur le diagnostic de la paralysie générale. *Annales medico psychologiques*, 1871, pp. 35 et 182.

Dreyfus. — Quel rôle joue l'endogénèse dans l'étiologie de la paralysie générale. Allg. Zeitsch. f. Psych. 1906 *Anal. in Encephale*, fév. 1907, n° 2, p. 194).

Drummond. — Sur l'origine mentale de la neurasthé-

nie et sur son traitement. *British. med. j.*
28 déc. 1907 (*Anal. in Rev. Neurol.*, 1908, p. 497).

DUBOIS. — *Les psychonévroses et leur traitement moral*, Paris, 1904.

DUBOIS. — *Pathogénie des états neurasthéniques.* Congrès de Genève, 1908.

DUCOSTÉ. — *États neurasthéniques et neurasthénie.* XII° Congrès des aliénistes et neurologistes. Grenoble.

DUMAS. — *États intellectuels dans la mélancolie.* Thèse Paris, 1893.

DUPRÉ. — Article paralysie générale, *in-traité* de pathologie mentale publié sour la direction de Ballet, 1903.

DUTIL. — Article neurasthénie, *in-traité* de pathologie mentale publié sous la direction de Ballet.

EISATT. — *Frühform der dementia paralytica.* Monatschr. f. psychiat. und neurol. Berlin, 1904, pp. 549, 565.

ESCUDIÉ. — *De la neurasthénie et de la mélancolie considérées dans leurs rapports réciproques.* Thèse Bordeaux, 1908.

ESQUIROL. — *Traité des maladies mentales.* Paris, 1838.

FABRI. — *Neurasthénie et états neurasthéniques.* Thèse Montpellier (*Anal. in Rev. Neurol.*, 1908, p. 158).

FALRET. — *De la mélancolie et de ses diverses variétés.* Annales *médico-psychologiques*, 1890.

Féré. — *Du diagnostic différentiel des paralysies générales*, 1858.

Féré. — *La famille névropathique*. Paris, 1898.

Fleury (de). — *Les grands symptômes neurasthéniques*. Paris, 1901.

Fleury (de). — *L'état mental du neurasthénique. Arch. gen. de médecine*, 1904.

Fleury (de). — *Manuel pour l'étude des maladies du système nerveux*. Article « neurasthénie », Paris, 1904.

Folsom. — The early stage of general paralysis. *The Ass. Am. Phisicians. Philad*, 1889-IV, pp. 5, 32.

Fonster. — Rapports de la neurasthénie et de la folie. *The american journal of. insanity*, janvier 1900 (Anal. in Arch. de neurol, 1901).

Fournier. — La neurasthénie syphilitique. *Gazette des hôpitaux*, 1893, n° 101 et 104.

Fournier. — *Les affections parasyphilitiques*, 1894.

Foville (fils). — Article « Lypémanie » du *Dictionnaire de médecine et de chirurgie*, 1872.

Falret. — *Recherches sur la folie paralytique et les diverses paralysies générales*. Thèse Paris, 1853.

Georget. — *De la folie*. Paris, 1820.

Gilles de la Tourette. — *Les états neurasthéniques*, 1898.

Gieseler. — Paralysie générale et traumatisme. *Archiv. für pychiatric*, 1905 (Anal. in Encéphale, janv. 1906).

Glorieux. — La neurasthénie chez les ouvriers. Congrès belge de Neurol et de Prychiat., 1905. *Journal de Neurologie*, 1905, nᵒˢ 19, 20, pp. 384, 395.

GODLEWSKI. — La neurasthénie constitutionnelle. *Archives de médecine et de chirurgie spéciales.* Paris, 1906.

GODLEWSKI. — La neurasthénie vraie, pathogénie et traitement. *Bulletin de la société de médecine de Paris*, mai, 1909.

GRASSET. — Sur quelques points relatifs à l'étiologie et à la symptomatologie de la neurasthénie. *Annales de psychologie et d'hypnologie*, 1891.

GRASSET ET RAUZIER. — *Traité des maladies du système nerveux*, Montpellier, 1894, 4ᵉ éd., art. paralysie générale et neurasthénie, Tome II.

GROSS D'HEIDELBERG. — Uber die frühe diagnose der progressiven paralyse. *Allg. Zeit. f. Psych. S. IV.* p. 1154.

HAMMOND (w). — *Traité des maladies du système nerveux*. Trad. par Labadie et Lagrave, Paris, 1879.

HARTENBERG. — Neurasthénie et psychasthénie. Congrès de Dijon, 1908.

HARTENBERG. — Psychologie des neurasthéniques. Paris, 1908.

HAYEM. — La neurasthénie-symptomatologie secondaire. *Journal de médecine interne*, 1904.

HECKER. — Sur l'importance des sentiments d'inquiétude dans la neurasthénie. *Archives de Neurologie*, 1897.

HOCHE. — Diagnostic précoce de la paralysie générale. *The alienist and neurologist*, 1898.

HUCHARD. — De la neurasthénie. *Union médicale*, 1882.

HUET. — Maladies du système nerveux. *Manuel de médecine*, T. III, Paris, 1894.

JANET ET RAYMOND. — *Névroses et idées fixes*. Paris, 1898.

JANET ET RAYMOND. — *Les obsessions et la psychasthénie*. Paris, 1907.

JOFFROY. — La paralysie générale syphilitique. *Acad. de médecine*, 28 fév. 1907 (*Anal. in Rev. Neur.*, juin 1905, p. 629).

JOFFROY. — *Traumatismes crâniens et troubles mentaux*. Encéphale, 25 fév. 1907, pp. 113, 125.

JOURDAN. — Syphilis et paralysie générale. *Progrès médical*, 1906.

KACHPEROW (Mlle). — *Contribution à l'étude de la neurasthénie*. Thèse Paris, 1897.

KÉRAVAL. — Le diagnostic de la paralysie générale. *Echo médical du Nord*. Lille, 1898.

KÉRAVAL. — La mélancolie. *Echo médical du Nord*. Lille, 1900.

KLIPPEL. — *Les paralysies générales*. Paris, 1898.

KRŒPELIN. — *Traité clinique de psychiatrie*. Leipzig, 1904.

KRAFFT-EBING. — Diagnostic différentiel entre la démence organique et la neurasthénie cérébrale. Li-

vre jubilaire du 50° anniversaire de la fondation
de l'asile d'Illenau. Heidelberg, 1892.

KRAFFT-EBING. — *Traité clinique de psychiatrie.* Tra-
duction Laurent. Paris, 1897.

LALANDE. — *Symptômes et diagnostic de la maladie
de Bayle*, Thèse de Paris, 1898.

LEGRAND DE SAULLE. — Les hypocondriaques. *Gazette
des hôpitaux de Paris*, 1881.

LEMOINE. — Pathogénie et traitement de la neurasthénie. *Annales médico-psychologiques*, 1888.

LENTZ. — Des relations entre les psychoses, la dégénérescence mentale et la neurasthénie. *Progrès médical Belge*, Bruxelles, 1897.

LEPICARD. — *Nerveux et arthritiques.* Thèse Paris,
1889.

LÉPINE J. — Pathogénie des états neurasthéniques.
Congrès de Genève, 1908.

LEROY. — *De la paralysie générale conjugale et de ses
rapports avec la syphilis.* Thèse Paris, 1906 (*Anal.
in revue Neurol.*, septembre 1906, n° 17, p. 820).

LEVILLAIN. — *Essais de neurologie clinique. Neurasthénie de Beard et états neurasthéniformes.* Paris,
1896.

LÉVY (L.) ET H. DE ROTHSCHILD. — Neurasthénie thy-
roïdienne. *Société de neurologie.* 10 janv. 1907
(*Anal. in revue Neurol.*, janv. 1907, n° 2, p. 82).

LONDE. — L'asthénie. *Semaine médicale*, 8. av. 1905.

MAGNAN. — *Leçons cliniques sur les maladies mentales.* Paris, 1893 et 1897

Maignal. — *Diagnostic de la paralysie générale*. Thèse de Toulouse, 1896.

Maillard. — *Des différentes espèces de douleurs psychopathiques*, Congrès d'Amiens, 1911.

Marchand. — *Manuel de médecine mentale*. Paris, 1908.

Marie. — *Rapports entre les névroses et la paralysie générale*. Congrès international de médecine de Madrid, 1903.

Martin. — *Etat mental neurasthénique*. Thèse Paris, 1897.

Masselon. — *La mélancolie. Etude médicale et psychologique*, Paris, 1906.

Masselon. — *Les réactions affectives et l'origine de la douleur morale. Journal de psychologie normale et pathologie*. nov., déc, 1906, n° 6, pp. 493, 513.

Maurice. — *La neurasthénie et les passions déprimantes. Lyon médical*, 22 oct. 1905, p. 613 (*Anal in Revue Neurol.*, 15 mars 1907, p. 237).

Mendel. — *Die progressive, paral. der irren*. Berlin, 1880.

Mendel. — *Contribution à la question de la syphilis dans la paralysie générale et le tabes*. Neurol Centralblatt, 1905 (*Anal. in Encephale*, 1906).

Mobèche. — *De la période prodromique de la paralysie générale*. Thèse Paris, 1874.

Morel (B. A.). — *Etudes cliniques sur les maladies mentales*. Nancy, 1851-1852.

Morel (B. A.). — *Traité des dégénérescences physi-*

ques, *intellectuelles et morales de l'espèce humaine.* Paris, 1859.

MOREL (B. A.). — *Traité des maladies mentales.* Paris, 1860.

MOREL LAVALLÉE. — La neurasthénie. *Journal de médecine de Paris,* 1898.

MOUTIER. — Marche et diagnostic de la neurasthénie essentielle. *Journal de médecine de Paris,* 1901.

OPPENHEIM. — Névroses fonctionnelles liées à des affections organiques des centres nerveux. *Neurorologisches centralblatt,* 1890-1891.

ORDRONAUX. — Neurasth. in its relations to melanch. *Brooklyn medical journal,* 1895.

PAGE. — *La toxémie neurasthénique.* Paris, 1910.

PÉLIZARUS. — Zur differential diagnose der neurasthénie. *Deutsche. med. Zeit.* 1889.

PÉRIDIER. — *Contribution à l'étude des formes dépressives de la paralysie générale.* Thèse de Lyon, 1904-05 (*Anal. in Rev. Neurol.,* sept. 1905, n° 17, p. 913).

PETRAZZANI. — Neurasthénie et paralysie générale. *Rivista sperimentale di freniatria,* 1907 (*Anal. in Rev. Neurol.,* 1908, p. 317).

PICK. — Die diagnose der pro. par in ihren prodomalstadium *Prag. medic.,* 1889.

PITRES. — Leçons sur la neurasthénie. *Echo médical Toulouse,* 1889.

PITRES. — Etat mental neurasthénique. *Journal de médecine de Bordeaux,* 1901.

PITRES ET RÉGIS. — *Les obsessions et les impulsions,* Paris, 1902.

PRON. — Neurasthénie-pathogénie et traitement. Paris, 1905 (*Anal. in revue neurologique,* juillet 1905, n °14, p. 732).

RAYMOND. — Névroses et psychonévroses. *Encéphale,* janv. 1907, n° 25, pp. 1, 27.

RAYMOND. — Neurasthénie syndrôme. Neurasthénie simple, acquise ou accidentelle. Clinique de la Salpetrière. *Bulletin médical,* 15 mars 1907, p. 239.

RAYMOND ET BECHTEREW. — La neurasthénie syndrôme. *Traité international de psychologie pathologique,* tome II, 1911.

RÉGIS. — Neurasthénie et arterio sclérose. *Presse medicale,* 1896.

RÉGIS. — Neurasthénie et paralysie générale. *Presse medicale,* 1897.

RÉGIS. — Les facteurs étiologiques de la paralysie générale. *La tribune medicale.* 2 sept. 1905 (*Anal. in Rev. Neurol.,* 15 sept. 1906, n° 17, p. 321).

RÉGIS. — *Précis de psychiatrie.* Paris, 1909.

RÉMOND (de Metz). — *Précis des maladies mentales.* Paris, 1904, deuxième édit., 1909.

RIBOT. — *Problèmes de psychologie affective.* Paris, 1910.

RICHE. — *Les états neurasthéniques.* Paris, 1908.

RICHE. — *Formes associations et combinaisons des psychonévroses.* Arch. de Neurol. 1909.

— 89 —

Rogues de Fursac. — *Manuel de Psychiatrie*, Paris, 1909.

Roscioli. — *Follia paraliliforme neurastenica. Il manicomio*, 1888.

Roubinovitch. — De la mélancolie et de ses diverses variétés. *Annales médico psychologiques*, 1890.

Roubinovitch et Toulouse. — *La mélancolie*. Paris, 1897.

Roy. — La préoccupation hypocondriaque de la P. G., chez les syphilitiques. *Journal de psych. norm. et pathologique*, mai, juin 1905, n° 3, pp. 229,238.

Séglas. — Leçons cliniques sur les maladies mentales et nerveuses recueillies et publiées par H. Meige. Paris, 1895.

Séruigny. — Considérations cliniques sur la parenté des névroses et des psychoses. *Ann. medico psychol.*, 1898.

Société de médecine de Paris. — Les neurasthéniques et les intoxications, 28 déc. 1909.

Société de neurologie et de psychiatrie de Paris. — Du rôle de l'émotion dans la genèse des accidents névropathiques et psychopathiques, janvier 1910. *Encéphale*, pp. 207, 354, 471.

Sollier Paul. — *Névroses et folie. Traité international de psychologie pathologique*, 2e volume, 1911.

Soukhanoff. — Sur la pathogénie des obsessions morbides. *Bulletin médical*, Paris, 1903.

Soukhanoff. — Etude sur la mélancolie. *Annales médico-psychologiques*, 1903.

Tanzi. — *Traité des maladies mentales.* Milan, 1905.

Thomsen. — La valeur diagnostique des symptômes prodromaux qui précèdent de longtemps les manifestations de la paralysie générale. Congrès international de neurol. et de psych. Bruxelles, 1897.

Timofeiew. — Matériaux pour servir au diagnostic de la paralysie générale. *Obozrénie Psichiatrit,* 1900.

Tschich. — Les maladies nerveuses et psychiques paraissant au cours de l'arterio sclérose. XVI° Congrès international de médecine (*Anal. in archiv. de Neurol.,* janvier 1910).

Tudson S. Buny. — Diagnostic différentiel entre les troubles fonctionnels et les maladies organiques du système nerveux. *British. med. journal,* 23 juill. 1896.

Veuillot. — *La neurasthénie et les états neurasthéniformes ; rôle de l'hérédité névropathique.* Thèse Paris, 1896.

Vial. — *Dégénérescence mentale et neurasthénie.* Thèse Lyon, 1897.

Voisin. — *Traité de la paralysie générale chez les aliénés.* 1879.

Voisin et Burlureaux. — *De la mélancolie dans ses rapports avec la paralysie générale.* 1880.

Voisin. — *Leçons cliniques sur les maladies mentales et sur les maladies nerveuses.* Paris, 1883.

Vurpas. — L'étiologie de la paralysie générale, d'après les discussions de l'académie de médecine et les nouvelles recherches sur la syphilis expérimentale. *Revue de psychiatrie*, août 1905, n° 8, pp. 309, 326.

WESTPHAL. — Ueber die differential diagnose der dementia paralytica. *Med. clin.* Berlin, 1905.

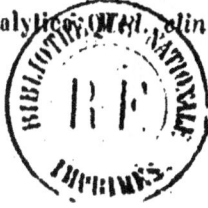

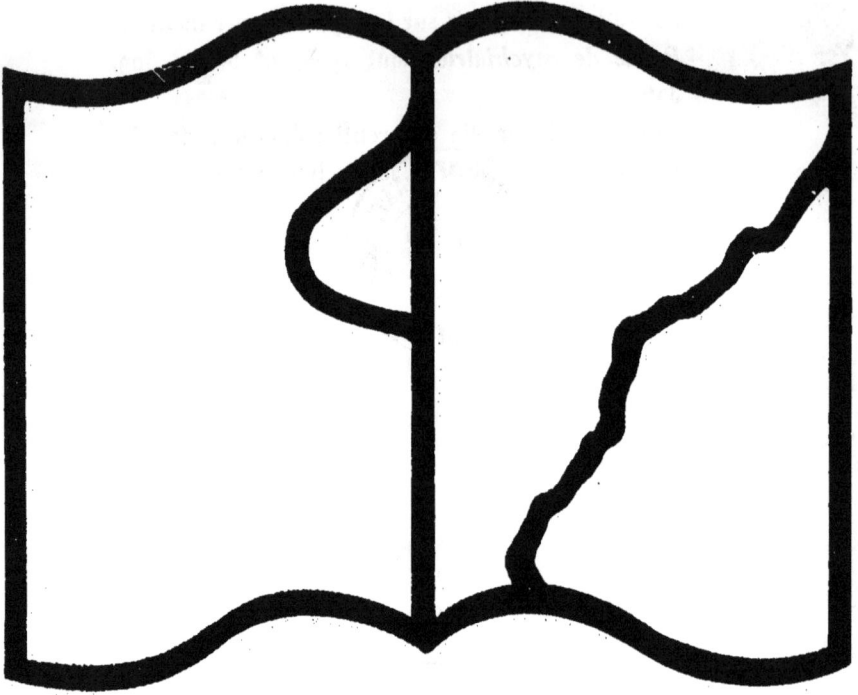

Texte détérioré — reliure défectueuse

NF Z 43-120-11

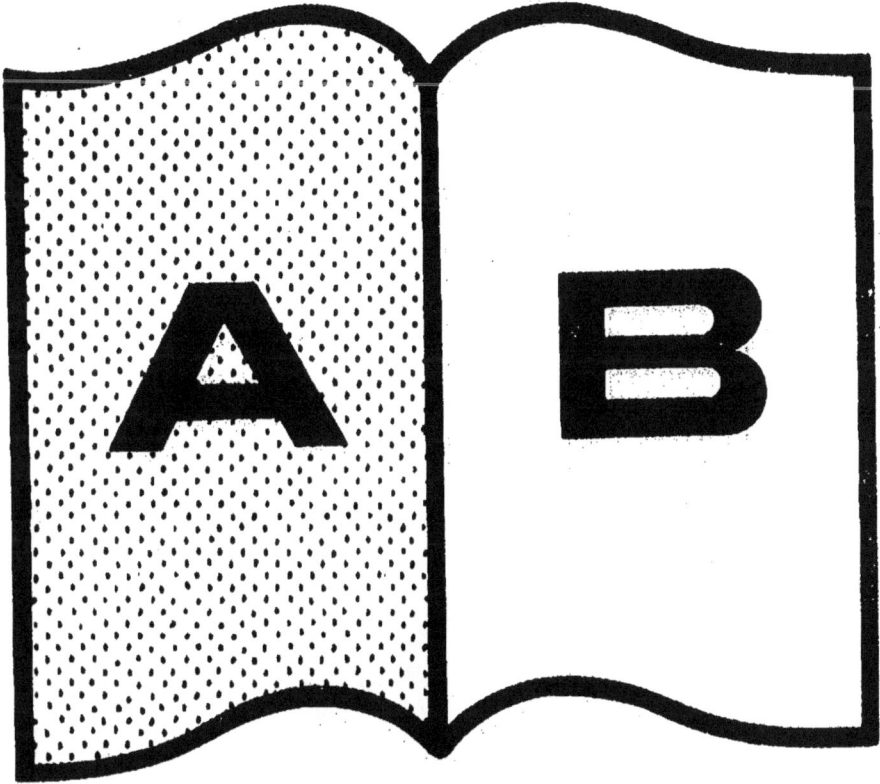

Contraste insuffisant

NF Z 43-120-14